实用检验技术与临床应用

主编 卢春生 武玉梅 罗雪林
谢楠楠 肖 伶 周保成

U0351899

郑州大学出版社

图书在版编目（CIP）数据

实用检验技术与临床应用／卢春生等主编 . — 郑州：郑州大学出版
社，2023. 10（2024. 6 重印）
ISBN 978-7-5645-4336-5

Ⅰ . ①实… Ⅱ . ①卢… Ⅲ . ①临床医学 - 医学检验 Ⅳ . ①R446.1

中国国家版本馆 CIP 数据核字（2023）第 130253 号

实用检验技术与临床应用
SHIYONG JIANYAN JISHU YU LINCHUANG YINGYONG

策划编辑	李龙传	封面设计	曾耀东
责任编辑	薛 晗 董 珊	版式设计	苏永生
责任校对	张彦勤 杨 鹏	责任监制	李瑞卿

出版发行	郑州大学出版社	地　　址	郑州市大学路 40 号（450052）
出 版 人	孙保营	网　　址	http://www.zzup.cn
经　　销	全国新华书店	发行电话	0371-66966070
印　　刷	廊坊市印艺阁数字科技有限公司		
开　　本	710 mm×1 010 mm　1 / 16		
印　　张	9	字　　数	158 千字
版　　次	2023 年 10 月第 1 版	印　　次	2024 年 6 月第 2 次印刷
书　　号	ISBN 978-7-5645-4336-5	定　　价	58.00 元

本书如有印装质量问题，请与本社联系调换。

编委会

前　言

随着医学的发展和科技的进步,检验医学飞速发展,检测技术日新月异。新技术、新方法、新思维、新理念、新的检测项目不断出现,个体化诊断和个体化治疗等技术的新需求也促使检验医学加速发展。鉴于此,为了将临床医师的诊疗实践与检验医学相结合,使临床医师更多地了解检验医学的内涵,合理地选择项目,正确地分析数据,准确地使用检查项目,在参阅大量文献的基础上,结合自身临床经验,我们编写了本书。

本书整合了现代临床常用检验项目,突出"全面、创新、实用"的特点,简要介绍了临床检验项目的选取与评价、检验标本的采集方法;详细介绍了临床常用的检验项目,包括血液检验、浆膜腔液检验、尿液检验、免疫学检测等常用医学检验技术。力求理论联系实际,坚持临床诊治与实验技术相结合,使广大临床医师、护理人员及从事医学检验工作的技术人员、检验医师,可从不同层次、不同角度学习到相关的知识和信息,可作为医学检验专业人员较为实用的工具书。

检验医学涉及内容广泛,随着科技的进步,其研究领域的发展日新月异,加之编者水平和经验有限,故书中难免有疏漏或不足之处,恳请广大读者及医务工作者批评指正,以期再版时予以改进、提高,使之逐步完善。

编　者

2023 年 5 月

目 录

第一章　血液检验 ·· 001

　　第一节　白细胞检验 ·· 001

　　第二节　红细胞检验 ·· 008

　　第三节　血小板检验 ·· 020

第二章　尿液检验 ·· 024

　　第一节　化学检验 ·· 024

　　第二节　显微镜检验 ·· 030

　　第三节　妊娠检验 ·· 032

第三章　浆膜腔积液检验 ·· 036

　　第一节　一般检验 ·· 036

　　第二节　显微镜检验 ·· 037

　　第三节　细菌学检验 ·· 038

　　第四节　细胞学检验 ·· 040

第四章　粪便检验 ·· 042

　　第一节　理学检验 ·· 042

　　第二节　显微镜检验 ·· 044

第五章　免疫学检验 ………………………………………………………… 047

　　第一节　肿瘤免疫检验 ……………………………………………… 047

　　第二节　移植免疫检验 ……………………………………………… 073

　　第三节　感染免疫检验 ……………………………………………… 098

参考文献 …………………………………………………………………… 132

第一章 血液检验

◀◀ 第一节 白细胞检验

一、白细胞概述

血液循环中的白细胞由5种类型组成,即中性粒细胞、嗜酸性粒细胞、嗜碱性粒细胞、淋巴细胞和单核细胞。

(一)中性粒细胞

中性粒细胞来源于骨髓造血干细胞,根据其功能和形态学特征,粒细胞的生长过程被人为地分为3个阶段:干细胞池、生长池和功能池。骨髓生长和分化是前两个阶段,后一个阶段是指成熟的粒细胞在血液或组织中发挥作用的阶段。干细胞池的细胞形态目前尚未阐明。生长成熟池中的嗜中性粒细胞已经可以从细胞形态上加以辨认。一个原粒细胞经3~5次分裂,经过早幼粒细胞阶段最后可增殖为8~32个中幼粒细胞。中幼粒细胞再经晚幼粒细胞最后形成成熟的分叶核粒细胞,中性粒细胞成熟后,对细胞分裂没有影响。成熟的小叶粒细胞不会立即释放到外周血中,而是在骨髓贮存池中贮存3~5 d(贮存池中的粒细胞数量可为外周血中的15~20倍),然后释放至外周血进入功能池。进入外周血的粒细胞约半数随着血液循环运行(即循环粒细胞池),其余则附着于小静脉或毛细血管管壁上(即边缘粒细胞池)。循环池和边缘池中的粒细胞是最活跃的,是平衡的。中性粒细胞的贮存时间为10~12 h,半衰期为6~7 h,平均为6.3 h。在毛血管丰富的脏器如肺、肝、脾、消化道等以随机方式逸出血管壁进入组织(组织粒细胞池)。组织中的粒细胞大约是血管中粒细胞的20倍。进入组织的粒细胞不会返回血管,它们在组织中的存活时间为1~3 d。因衰老而死亡的中性粒细胞通常在单核巨噬细胞系统中被破坏,很少从唾液、痰、消化道和泌尿生殖器官中清除。从外周血中死亡的中性粒细胞通过从骨髓储存细胞分泌成熟粒细胞来补充,维持血液循环中的正常细胞。在正常情况下,每小时大约有10%的粒细胞被代谢。

能趋化中性粒细胞的物质有 C3a、C5a、C5、C6、C7、细菌释放的代谢产物、病毒感染的细胞或坏死组织的分解产物等。当被病原菌感染时,成熟的中性粒细胞会迁移到病变处,并具有趋化性。中性粒细胞的膜在与致病菌接触后沉入其中,致病菌逐渐沉入细胞,形成吞噬体。吞噬体与粒细胞细胞质中的溶酶体颗粒接触后相互融合,溶酶体释放酶类物质和蛋白质,起到杀死病原菌的作用。

(二)嗜酸性粒细胞

嗜酸性粒细胞(eosimophil,E)的生长发育过程与中性粒细胞相似。但成熟的嗜酸性粒细胞在外周血中很少见,仅为全部白细胞的 0.5% ~ 5.0%,绝对值不超过 0.5×10^9/L(500 个/mm^3),约占白细胞总数的 1% 左右,大部分存在于骨髓和组织中。

嗜酸性粒细胞与免疫系统之间有着密切的关系,它可以吞噬细胞壁、红细胞、抗体、抗原、细菌和其他药物。异物被吞噬后,被嗜酸性颗粒中的过氧化物酶氧化和分解。嗜酸性粒细胞的趋化因子主要包括 C3a、C5a、C5、C6、C7(其中 C5a 最重要),以及肥大细胞、嗜碱性粒细胞的组胺等。

(三)嗜碱性粒细胞

嗜碱性粒细胞(basophil,B)仅占白细胞总数的 0 ~ 1%。它也是由骨髓起源的,其主要生理因素与超敏反应障碍有关。IgE 的 Fc 受体出现在嗜碱性粒细胞表面,它与 IgE 结合时是敏感的。当被抗原疫苗攻击时,它会释放出几种抗体。嗜碱颗粒含有多种活性物质,如组胺、肝素、前列腺素、嗜酸性粒细胞趋化因子、血小板活化因子等。研究其抗炎作用机制具有重要意义。组胺会堵塞小血管并增加其通透性,它反应迅速,反应时间短,因此也称为高反应速度物质;肝素具有抗凝血作用;缓慢的反应与前列腺素有关,前列腺素可以改变血管通透性并导致肌肉萎缩,尤其是在支气管和细支气管,这可能导致支气管哮喘的发作;嗜酸细胞趋化因子对嗜酸性粒细胞具有良好的趋化作用;血小板活化因子可以使血小板释放血清素。嗜碱性粒细胞含有多种血清、细菌、补体和激肽释放酶的抗生素。

（四）淋巴细胞

淋巴细胞（lymphocyte，L）在人体中分布较广。由于生长发育阶段的不同，淋巴细胞可分为胸腺依赖性淋巴细胞（T 淋巴细胞）和骨髓依赖性细胞（B 淋巴细胞）。T 淋巴细胞的前体干细胞依赖胸腺有效地发育为 T 淋巴细胞并参与免疫功能。50% ~70% 的淋巴细胞存在于血液中，寿命更长，可以存活数月或数年。T 细胞主要参与淋巴细胞重排，增强免疫力，感染记忆细胞，激活淋巴组织，使抗原进入体内并与抗原反应细胞接触。B 淋巴细胞的早期体细胞亚群从骨髓（胎儿肝脏）成熟为 B 淋巴细胞并参与免疫功能。15% ~30% 的淋巴细胞存在于血液中，其寿命为 4 ~5 d。抗原激活后，首先将 B 淋巴细胞转移到血细胞中。淋巴细胞的浆细胞在形态学上各不相同，它们属于淋巴细胞依赖性骨髓终末细胞，在体液免疫中发挥重要作用。另外，还有非 T 非 B 淋巴细胞，即 K 细胞和 NK 细胞，它们分别执行着不同的功能。

（五）单核细胞

单核细胞（monocyte，M）与中性粒细胞由前体细胞干细胞组成，即粒细胞-单核细胞祖细胞（CFU-GM）。在低水平集落刺激因子的影响下，CFU-GM 可以在原核生物和未成熟单核细胞水平上分化为单核细胞，增殖为成熟单核细胞并进入细胞。成熟的单核细胞在血管排空前仅在血液中停留 1 ~3 d，进入组织或体腔，转移到巨噬细胞，形成单核巨噬细胞系统。单核细胞进入组织并转移到巨噬细胞，在未成熟血细胞中的功能是完整的。巨噬细胞体积增加，细胞表面微绒毛增加，免疫球蛋白 Fc 受体存在，细胞质中颗粒和线粒体数量增加，主要是溶酶体。巨噬细胞具有较强的吞噬活性，可以激活吞噬途径（如细菌），这是单核巨噬细胞系统的主要功能期。

单核巨噬细胞系统的功能主要包括以下几个方面。①诱导免疫反应：通过摄取或吞噬可溶性或颗粒状抗原，抗原按溶酶体酶的顺序分解，然后被神经递质分裂为淋巴细胞，使淋巴细胞在特异性免疫中发挥作用。②吞并杀死一些细菌，如细菌、寄生虫、肺炎、隐球菌、布鲁氏菌等，复合细菌不仅可以被溶酶体酶破坏，还可以被巨噬细胞产生的 H_2O_2 杀死。③吞噬衰老或异常的红细胞，清除损伤组织及死亡细胞，清理炎症反应场所。④抗肿瘤细胞，实验表明巨噬细胞在体外对肿瘤细胞的生长有影响，也可以杀死肿瘤细胞。⑤单核细胞和巨噬细胞可以形成一种集落刺激因子来调节白细胞。目前认为,单核细胞和巨噬细胞在中性粒细胞和单核细胞生成中可能起反馈性调节作用。

二、白细胞计数

(一)原理

1.普通光学显微镜法

在显微镜下,观察、识别和计数经染色(常用瑞氏染色法)的血涂片中的白细胞,换算成百分率。如已知白细胞计数值,则可计算出每升血液中各类白细胞的绝对浓度。

2.血液分析仪法

(1)三分群仪器。用coulter电阻抗原理,按细胞的不同体积分出淋巴细胞群、单个核细胞群和嗜中性粒细胞群;仪器可显示各群细胞的百分率、绝对值和相应的直方图。

(2)五分类仪器。多综合采用电学和流式细胞术,或再结合细胞化学技术,按细胞体积、内外结构的特征识别出正常血液中的中性粒细胞、嗜酸性粒细胞、嗜碱性粒细胞以及淋巴细胞、单核细胞;仪器可显示5类细胞的百分比、绝对值和相应的散点图;仪器对血液中的异常细胞可作出报警。

(二)参考值

5 种白细胞正常参考值见表1-1。

表1-1 5 种白细胞正常百分比和绝对值

细胞类型		百分比/%	绝对值/($\times 10^9$/L)
中性粒细胞	杆状核	0~5.0	0.04~0.05
	分叶核	50.0~70.0	2.00~7.00
嗜酸性粒细胞		0.5~5.0	0.05~0.50
嗜碱性粒细胞		0~1.0	0~0.10
淋巴细胞		20.0~40.0	0.80~4.00
单核细胞		3.0~8.0	0.12~0.80

（三）临床意义

1. 中性粒细胞

在外周血中,它可以分为两种类型,即中性粒细胞杆状粒细胞(NST)和中性粒细胞小叶粒细胞(NSG)。

（1）中性粒细胞增加。中性粒细胞的增加主要与总白细胞的增加有关。从生理角度来看,下午比早上高。在怀孕和分娩后的一段时间内,运动、吃饭或洗澡后,极端温度可能会暂时升高。病理增加可见严重急性损伤,尤其是化脓性球菌脐带的组织损伤,引起血液的广泛损伤;如果有严重损伤、重大手术损伤、烧伤、急性心肌梗死(心绞痛期间没有增加)和严重的冠状动脉溶血,严重出血、大出血,尤其是内出血的早期;急性中毒;糖尿病酮症酸中毒;尿毒症和妊娠中毒;化学毒素,如铅中毒和汞白血病;恶性肿瘤,如血液癌症和胃癌等恶性肿瘤。

（2）中性粒细胞减少。外周血白细胞计数<$4×10^9$/L 称为白细胞减少症。当中性粒细胞的绝对值小于 $1.0×10^9$/L,粒细胞减少<$0.5×10^9$/L 时称为粒细胞缺乏症。研究中性粒细胞产生的机制非常重要,最常见于传染性疾病,特别适用于革兰氏阴性菌感染的疾病,如伤寒和副伤寒;一些病毒性传染病,如流感、淋病、肝炎和风疹;一些动物引起的疾病,如疟疾和黑热病;再生障碍性贫血、发育不全性白血病、恶性组织细胞病、巨幼细胞贫血、缺铁性贫血、阵发性夜间血红蛋白尿和转移性骨髓损伤;物理和化学损伤,如X 射线、γ 射线,核辐射,苯、铝、汞、氯霉素,抗肿瘤、抗糖尿病和甲状腺药物引起的损伤。单核巨噬细胞系统功能亢进;由各种原因引起的脾大,如门静脉硬化症和淋巴瘤;自身免疫性疾病,包括系统性红斑狼疮等。

2. 嗜酸性粒细胞

（1）嗜酸性粒细胞增多:①过敏性疾病,如支气管哮喘、药物过敏反应、荨麻疹、食物过敏、血管神经性水肿、血清病等。②寄生虫病,如血吸虫病、肺吸生病、蛔虫病、钩虫病等。③皮肤病,如湿疹、剥脱性皮炎、天疱疮、银屑病等。④血液病,如慢性粒细胞白血病、嗜酸粒细胞白血病、淋巴瘤、多发性骨髓瘤、嗜酸性粒细胞肉芽肿等。⑤某些恶性肿瘤,如肺癌等。肿瘤治疗有效往往伴随着嗜酸性粒细胞增多的改善。⑥某些传染性疾病,如猩红热等。

（2）嗜酸性粒细胞减少:伤寒和副伤寒、严重手术、烧伤或长期使用皮质类固醇的应激状态均可出现,几乎没有临床意义。

3. 嗜碱性粒细胞

(1)嗜碱性粒细胞增多:①过敏性疾病,如结肠炎,药物、食物、吸入物超敏反应,红斑及类风湿性关节炎等。②血液病,如慢性粒细胞白血病、嗜碱性粒细胞白血病,以及骨髓增殖性疾病的骨髓纤维化等。③恶性肿瘤,特别是转移癌时。④其他,如糖尿病、水痘、流感、结核等。

(2)嗜碱性粒细胞减少无临床意义。

4. 淋巴细胞

(1)淋巴细胞增多:①感染性疾病,如风疹、麻疹、流行性腮腺炎,传染性单核细胞增多症、传染性淋巴细胞增多症、病毒性肝炎及肾病综合征出血热等。②某些杆菌,如百日咳鲍特杆菌、结核分枝杆菌、布鲁氏菌及梅毒螺旋体、弓形体等。③淋巴细胞性恶性疾病,如急性和慢性淋巴细胞白血病、淋巴肉瘤白血病、毛细胞白血病等。④其他,如自身免疫性疾病、肿瘤,慢性炎症等。

(2)淋巴细胞减少:主要见于接触放射线及应用肾上腺皮质激素、烷化剂、抗淋巴细胞球蛋白、先天性免疫缺陷性疾病和获得性免疫缺陷综合征。

5. 单核细胞

(1)单核细胞增多。①婴儿、儿童有生理性的起伏。②病理性增加:在某些情况下的感染性疾病,如感染性心内膜炎、疟疾、黑热病、复发肺炎等;还包括一些血液疾病,如单核细胞白血病、粒细胞缺乏症、多发性骨髓瘤、恶性组织细胞病、淋巴瘤、骨髓增生异常综合征等可见单核细胞增多。

(2)单核细胞减少无临床意义。

三、白细胞形态检查

(一)原理

用普通光学显微镜观察染色后的血涂片白细胞形态,识别和判断红细胞是否正常。通常在白细胞分类计数时同时进行检查。

(二)参考值

1. 中性粒细胞

包括中性杆状核粒细胞和中性分叶核粒细胞两类。细胞表现为圆形,直径 $10 \sim 13~\mu m$,细胞质丰富,呈红色具有中小信号的细胞核被染色为深红色血细胞,染色质致密。杆状核呈弯曲状,有时核弯曲并盘绕形成裂核,它通常由2~5片分叶组成,这些叶子由丝连接,通常是2~3片叶子盘踞在一起。

2.嗜酸性粒细胞

细胞呈现周期对称圆形,直径13~15 μm。细胞质中充满厚大、均匀、紧密的砖红或亮红色嗜酸性颗粒,折射率强。细胞核主要呈二叶、镜片状和深染色。

3.嗜碱性粒细胞

细胞为对称圆形,直径10~12 μm。细胞质为浆状,厚度小但不均匀,蓝色嗜碱性颗粒不规则,主要覆盖细胞核表面。细胞核通常有2~3片叶子,但由于被微小的颗粒覆盖,细胞核的颜色较浅,导致分叶不清晰。

4.淋巴细胞

胞体呈圆形或椭圆形,胞核呈圆形或椭圆形,深紫色,染色质粒密聚集成块状。大淋巴细胞直径10~15 μm,占10%,细胞内质丰富,常见为天蓝色,有少量红血嗜蓝颗粒;小淋巴细胞直径为6~10 μm,占90%,胞质很少,甚至完全不见,呈深蓝色。

5.单核细胞

胞体直径为14~20 μm,呈圆形或不规则形状。细胞核大,不规则,肾形,常折叠扭曲,红色信号,网状疏松;多细胞,染色为浅蓝色或灰蓝色,较小。

(三)临床意义

1.嗜中性粒细胞的核象变化

(1)核左移。由各种病原体引起的疾病很多会出现核左移,如严重感染、贫血、急性中毒和溶血。核轻度左移伴白细胞总数及嗜中性粒细胞百分率增高者,表示感染轻,患者的抵抗力强;核明显左移伴白细胞总数及嗜中性粒细胞增多者,表示感染严重;核显著左移但白细胞总数不增高或降低者,常表明感染极度严重,机体反应性低下,见于伤寒、败血症等情况时。白血病和类白血病样疾病中也可能发生左核转移。

(2)核右移。此时,总的血容量通常会减少,常见于巨幼细胞贫血和造血功能障碍,也见于阿糖胞苷或6-巯基嘌呤等代谢反应。在炎症恢复过程中,细胞核的改变是一种常见现象。如果在疾病过程中突然向右改变,则表明预后不良。

2.嗜中性粒细胞形态异常

（1）嗜中性粒细胞的中毒性改变：包括大小不匀、中毒颗粒、空泡形成、杜勒小体、核变性，主要见于严重疾病，如传染病、多种化脓性疾病、脓毒症、癌症、中毒、多发性烧伤等。

（2）巨多分叶核嗜中性粒细胞：见于巨幼细胞贫血或应用抗代谢药物治疗后。

（3）棒状小体：见于急性髓细胞白血病和单核细胞白血病，但不利于急性淋巴细胞白血病。

（4）遗传性异常形态变化：①Pelgei-Huet 畸形。也称家族性粒细胞异常，常见于常染色体显性遗传性缺陷、白血病和骨髓增生异常综合征。②Chediak-Higashi 畸形。见于染色体隐性遗传性疾病。患者易感染，常伴白化病。③Alder-Reilly 畸形。大多数患者有软骨不良或糖胺聚糖代谢异常。④May-Hegglin 畸形。患者粒细胞终身含有淡蓝色包涵体，形态与Dohle 小体相似。

3.异型淋巴细胞

明显的单核细胞增多症、病毒性肝炎、感染性出血热、湿疹、过敏和其他传染病。Downey 按其形态特征将异型淋巴细胞分 3 型：Ⅰ型泡沫型（浆细胞型）、Ⅱ型不规则型（单核细胞型）、Ⅲ型幼稚型。

第二节　红细胞检验

一、红细胞计数

正常红细胞为两面双凹的圆盘形，无核，平均直径为 7.2 μm，厚 2 μm，边缘较厚，呈橘黄色，中央较薄呈草绿黄色，侧面观察呈哑铃形。在高渗溶液中，红细胞皱缩成锯齿形，在低渗溶液中，红细胞膨胀，甚至破裂，血红蛋白逸出。

红细胞的主要功能是将氧气从肺部输送到全身的各种组织，并将二氧化碳从组织输送到肺部并从体内排出去。这一功能主要是通过红细胞内的血红蛋白来完成的。血红蛋白分子量约为 64.458,每个红细胞内约含 2.8 亿个血红蛋白分子,占红细胞重量的 32% ~ 36%,或占红细胞干重的 96%。每克血红蛋白可携带氧 1.34 mL。

红细胞的平均生存时间为 120 d,因此成人体内每天约有 1/120 的红细胞因衰老死亡,同时又有相应数量的红细胞生成进入血液循环,以维持动态平衡。衰老红细胞释放的血红蛋白在单核巨噬细胞系统中降解为铁、球蛋白和胆红素。释放到人体铁代谢池中的铁,用于重新进行集体循环;球蛋白肽链被分解成氨基酸并参与氨基酸代谢;胆汁色素由肝脏代谢,并通过粪便和尿液从体内代谢出去。许多原因会影响红细胞形成,破坏平衡,使红细胞计数减少或增加,导致贫血或红细胞增多症,或者改变红细胞的质量。分析红细胞和血红蛋白的数量,以及红细胞的形态或生化变化,对某些疾病的诊断和鉴别很重要。

(一)目视计数法

红细胞计数有显微镜计数法、光电比浊法、血细胞计数仪计数法等多种方法,现介绍目视计数法。

1. 原理

用等渗稀释剂将血液稀释到一定程度,填充计数,然后在显微镜下计数一定体积的红细胞,然后改变为每升血液中的红细胞数。

2. 器材

(1)显微镜。

(2)微量吸管。有 10 μL 和 20 μL 两个刻度,市场有售。

(3)计数板。由一厚玻璃板制成,中央分为上下两个相同的计数池,每个计数池的面积是 9 mm²,盖上盖玻片后,因有空间,形成刻度域内的标准体积。计数室网格有许多种,现国内通用改良牛鲍(Neubauer)型,其计数池的结构如下:

每个计数池分 9 个大方格,每个大方格的边长为 1 mm,面积为 1 mm²,4 个角的 4 个大方格用单线分为 16 个中方格,供计数白细胞用。中央的一个大方格,用双线划分为 25 个中方格,每个中方格又用单线划成 16 个小方格,共 400 个小方格,供计数红细胞和血小板用,加盖玻片后,盖片与计数池底距离为 0.1 mm,充液后每个大格容积为 0.1 mm²。

计数池和盖玻片在使用前应用清洁、干燥、柔软的纱布或丝绸制品(以后者为好)拭净,特别注意不要用手指接触使用面玻璃,以防污染油腻,否则充液时易起气泡。

3.试剂

(1)赫姆(Hayem)液。氯化钠:1.0 g。结晶硫酸钠($Na_2SO_4 \cdot 10H_2O$):5.0 g(或无水硫酸钠2.5 g)。$HgCl_2$:0.5 g。蒸馏水:加至200 mL。

其中氯化钠的作用是调节渗透压,硫酸钠可防止细胞粘连,$HgCl_2$为防腐剂。溶解后加20 g/L伊红水溶液1滴,过滤后备用。

(2)0.85%氯化钠溶液。

4.方法

(1)使用一个小的测量管,加入1.99 mL红细胞稀释后的液体。

(2)使用10 μL微量移液管抽吸暴露外周血。

(3)擦掉吸管外的血迹,轻轻吹到缓冲液的底部,再轻吸上层稀释液涮洗2~3次,立即混匀。

(4)用软布擦拭计数池并盖住盖玻片,然后计数部位上覆盖玻片。

(5)将红细胞混合液用吸管放入计数池中。

(6)静置2~3 min,待红细胞下沉后,先用低倍镜观察计数池内红细胞分布是否均匀(如不均匀,应重新冲池),然后再用高倍镜依次计数中央大方格中的5个中方格(四角和中央)内的红细胞总数。

5.计算

5个中方格内红细胞总数×5×10×200×10^6 = 5个中方格内红细胞数×10^6-红细胞数/L

式中:×5表示将5个中方格内红细胞数折算成25个中方格即一个大方格中红细胞数;×10表示将一个大方格容积0.1 μL折算为1 μL;×200表示红细胞计数时的稀释倍数;×10^6表示由μL换算成L。

6.正常参考值

成人男性:$(4.0 \sim 5.5) \times 10^{12}$/L,平均$4.83 \times 10^{12}$/L。

成人女性:$(3.5 \sim 5.0) \times 10^{12}$/L,平均$4.33 \times 10^{12}$/L。

新生儿:$(6.0 \sim 7.0) \times 10^{12}$/L。

(二)红细胞计数的质量控制

(1)采血部位应无冻疮、水肿、发绀、炎症等,否则可能影响结果,使标本失去代表性。

（2）稀释率应准确，不正确的稀释率最常见的原因包括：①缺乏血液吸收。②吸入血液时，吸管中有气泡。③吸管外有其他血。④将药物添加到血液中时，冲洗悬浮液并没有从中提取血液。⑤将溶液稀释放置太久，导致蒸发为浓缩液。

（3）操作时动作要快，太慢或者吸管内残余乙醇，都可使血液凝固。冷凝集的血样很易发生冷凝集，应将血细胞悬液温至 45～50 ℃，趁热离心沉淀，除去大部分上清液后再用 30 ℃ 的温盐水恢复至 2 mL，混匀后抓紧时间计数。

（4）混合悬液时用力均匀，过猛会产生大量气泡，使气泡与溶液中细胞分布不均，造成计数不准。

（5）液体池必须立即充满液体。填充不平衡、溢出、间歇、气泡等特性会影响计算结果。

（6）细胞在计数池中的分布不同，当每个方形单元格中数量存在差异时，必须回收液体。

（7）误认，如将污染的酵母菌等误认为红细胞。

（8）应使用经校正的微量吸管和计数盘计数（校正方法见后）。

（9）当白细胞计数很高时（>$100×10^9$/L），应从红细胞计数中减去白细胞数再报告。

（三）红细胞计数的质量要求

1. 两差比值评价法

在细胞计数的评价中，多应用两差比值（r）评价法。两差比值评价法主要有两个方面的应用。

（1）评价工作人员细胞计数的质量得分，让被考核者对同一标本，用同一计数板进行前后两次细胞计数，用上述公式求出 r 值，求出该工作人员的质量得分（20.1 为失分系数，$40/1.99 = 20.1$）。

（2）对同一患者在治疗前后进行细胞计数来判断疗效。$r>2$ 表示疗效显著。

2. 变异系数评价法

变异系数法是根据统计学方法计算得出系统各指标变化程度的方法，是直接利用各项指标所包含的信息，通过计算得到指标的权重因此是一种客观赋权的方法。

红细胞计数的参考变化值(RCV)为 4% ~8%。

（四）血红蛋白吸管的质量鉴定（水银称重法）

血红蛋白吸管和血细胞计数板是细胞计数中影响检验结果的主要因素，因此在细胞计数前必须对血红蛋白吸管和计数板进行质量鉴定，鉴定合格后方可使用。

血红蛋白吸管的质量鉴定方法如下：将干燥洁净的 20 μL 吸管用胶塞与 1 mL 注射器乳头部紧密接通。把注射器活栓抽出约 1 cm，再将吸管尖插入水银中，准确吸取水银至 20 μL 刻度处，注入已知重量的称量瓶内。在分析天平上准确称出水银重量，同时用校准的 0 ~50 ℃ 的水银温度计测定水银温度。然后用下列公式求出血红蛋白吸管的容积。每支吸管重复测定 3 次，然后用下列公式求出血红蛋白吸管的容积和误差。

注意事项如下。

（1）所用的水银应为新开封的 AR 级试剂，吸取水银时不可用手直接触摸水银瓶，称量结果应保留小数点后 4 位数字。

（2）因水银能溶解多种金属，操作过程中严防其他金属污染。

（3）水银是剧毒品，并有挥发性，务必谨慎操作，及时加盖，防止水银污染台面及衣物。

（五）血细胞计数板的质量鉴定

1. 原理

0.3 g/L 酚红碱性溶液在 559 nm 有很宽的线性范围（稀释数百倍仍呈线性），并且显色稳定，分别测定计数池和比色皿的吸光度即可求出计数池的深度及其误差。

2. 仪器

721 或 751 分光光度计，光径 10 mm 标准比色皿（误差<50 μm），待测计数板并配备自制比色架。

3. 试剂

（1）0.3 g/L 酚红溶液。取酚红 0.03 g 溶解于 0.1 mol/L 碳酸钠溶液 100 mL 中摇匀，过滤后备用。

（2）稀释酚红溶液。准确吸取 0.3 g/L 的酚红溶液 1 mL，加入已校准的 100 mL 容量瓶中，以 0.1 mol/L 碳酸钠溶液稀释至刻度。

4.测定

用潮湿棉棒轻轻擦拭计数池两侧的盖片支面和盖玻片,迅速用推压法加合格专用盖玻片,使其固定(翻转计数板2~3次,盖玻片不脱落),向计数池内充入蒸馏水,置专用比色架上用559 mm调"0"点(光束垂直射入盖玻片面),取出计数板擦净,用同样方法滴入0.3 g/L酚红溶液,测其吸光度,重复2次求其吸光度均值,然后用10 mm光经比色皿在同样条件下测稀释酚红吸光度,重复2次,求吸光度均值(水调零)。

二、血红蛋白测定

(一)氰化高铁血红蛋白测定法

血红蛋白测定方法很多,如比色法、比重法、血氧法、血铁法等,国际血液学标准化委员会推荐氰化高铁血红蛋白为首选测定法。现就氰化高铁血红蛋白(HiCN)法介绍如下。

1.原理

血红蛋白被铁氰化钾氧化产生一种新型的高铁血红蛋白,然后与氰化物结合产生氰化高铁血红蛋白。根据波长和液层厚度的调整,它具有一定的吸收系数。根据吸收情况,可以测量血红蛋白浓度。

HiCN转化液。氰化钾(KCN):0.05 g。高铁氰化钾$[K_3Fe(CN)_6]$:0.2 g。磷酸二氢钾(KH_2PO_4):0.14 g。TritonX−100(或其他非离子型表面活性剂):1.0 mL。蒸馏水:加至1 000 mL。纠正pH值至7.0~7.4。

这种液体是一种浅黄色透明液体,可以在室温下储存在棕色瓶子中。混合或变绿后,它们不能再次使用。非离子表面活性剂可以加速溶血并缩短转化时间,防止蛋白质浓度变化引起的活化。

2.方法

取HiCN转化液5 mL,加外周血20 μL,混匀后静置5 min,用光径1.0 cm,波长540 nm的分光光度计测定吸光度(OD)(以水或稀释液调"0"),求得每升血液中血红蛋白含量。

3.计算

实际工作中可将此公式用直接坐标纸以血红蛋白克数为横坐标,OD值为纵坐标作成曲线,或者事先列成换算表直接从表上查出血红蛋白浓度。

4.正常参考值

成人男性:120～160 g/L。

成人女性:110～150 g/L。

新生儿:170～200 g/L。

5.注意事项

(1)分光光度计必须校正波长和灵敏度,540 nm波长位置必须正确。目前市场上有测定血红蛋白的专用仪器。

(2)HiCN试剂色泽稳定,分装于棕色瓶中冷藏可长期保存。

(3)比色杯内径要准确,即(1.000±0.005)cm(需用内卡钳测定),无合格比色杯时,应乘以校正系数。

(4)HiCN不能偏酸,也不宜用聚乙烯瓶盛装,否则KCN易分解。

(5)高丙种球蛋白血症、高白细胞、白血病等疾病可出现混浊,可按15～50 g/L的比例加入氯化钠防止,但不能防止因有核红细胞引起的混浊。

(6)HiCN转化液的毒性问题:转化液中,氰化钾是剧毒药品,在配制和保存过程中必须谨慎,防止污染,但因转化液中所含氰化钾浓度很低,需600～1 000 mL才能对人体产生毒性反应,致死量为4 000 mL,所以,一般对工作人员不会造成伤害,但是为了安全,此液积存过多时,应进行除毒处理。其方法是在HiCN废液中加等量自来水混合,在每升稀释废液中加次氯酸钠35 mL,混匀,敞开存放15 h,再排入下水道。

(二)血红蛋白测定的质量控制

血红蛋白测定的质量控制除了所用量器必须事先校准外(允许误差,5 mL吸管为2.5%,血红蛋白吸管为1%),还要进行下面几项质量控制。

1.仪器的线性校正

取50 g/L、100 g/L、150 g/L、200 g/L的HiCN标准参考液,在其标准状态下的值分别为0.135、0.271、0.407、0.543,或者将一血红蛋白含量较高的样品,分别稀释成1/4、1/2、3/4和原液4个梯度进行线性校正,仪器在200 g/L范围内应有良好线性,重复性试验的重复性变异系数(CV)应≤2%。

2.比色皿的光径和透光度标准

比色皿的光径和透光度应符合下述标准:光径1 cm的比色皿误差应<0.005 cm。检验比色皿的透光度可用下述方法校正:用2 mg/L伊文蓝水溶

液装入同规格的各个比色皿内,先以1号比色皿为基准,在600~610 nm将透光度调至50%,分别测定其他各比色皿的透光度。然后以2号比色皿作基准进行测定,以此类推,交替测定。各比色皿之间的透光度差在0.5%以下者为合格。

3.质控物的应用

用来校准仪器和控制实验准确度的制品称为参考品;用于控制实验精密度的制品称为质控品(物)。

血红蛋白测定的质控物和校准物国内都有商品供应,但新购的这些物品在使用前应检验是否符合下列标准。

(1)HiCH国际标准化参考液,图形扫描符合国际血液标准化委员会(ICSH)文件规定,A540/A504 = 1.590~1.630,A750≤0.002,随机取10支做精密度试验,其变异系数应≤0.5%,以符合世界卫生组织(WHO)标准的参考品为标准做准确度试验,其测定值与定值之差≤0.5%,细菌培养阴性,稳定性要达到3年定值不变,参考液应放棕色瓶内,每瓶不得少于10 mL。

(2)HiCH工作标准液,准确度测定值与定值之差≤1%,稳定性符合出厂说明,其他质量要求同上。

(3)质控物的应用,每天随患者标本一起测定,并将测定结果填入质控图。

(三)红细胞计数和血红蛋白测定的临床意义

一般来说,每体积血清中红细胞的数量与血红蛋白的数量有关。健康成人的红细胞数与血红蛋白量的比例固定,这两个参数的结果大致相同。但在某些情况下,尤其是在红细胞血红蛋白浓度发生变化的贫血中,两者的减少程度往往不会一致。如小细胞低色素性贫血时,血红蛋白的降低程度较红细胞明显,大细胞性贫血时,红细胞计数的减少比血红蛋白的减少更重要,因此同时对患者的红细胞和血红蛋白量进行比较,对诊断就更有意义。

1.红细胞及血红蛋白增多

增高是指与正常相比,每组血液中的红细胞和血红蛋白增加。一般来说在各种检查之后,成年男性红细胞>$6.0×10^{12}$/L,血红蛋白>170 g/L;成年女性红细胞>$5.5×10^{12}$/L,血红蛋白>160 g/L时即认定红细胞血红蛋白水平升高。主要分为两类,即相对增加和绝对增加。

(1)相对增加:指血流量减少导致的红细胞相对增加。见于严重呕吐、腹泻、出汗过多、严重烧伤、肾上腺皮质功能减退、尿崩症、甲状腺功能亢进、糖尿病酮症酸中毒等疾病。

（2）绝对增加：临床上称为红细胞增多症，是一种由多种原因引起的疾病，可导致红细胞升高，根据病因可分为2组，即继发性和原发性。

继发性红细胞增多症是一种非造血系统疾病，主要由血液中促红细胞生成素增加引起。红细胞生成的增加，由氧气浓度降低和组织缺氧引起。红细胞增殖水平与缺氧水平直接相关。多见于孕妇和新生儿、生活在高海拔地区的人，肺气肿、肺炎、慢性支气管炎，以及低氧含量的血红蛋白异常患者。在这些患者中，氧水平没有降低，组织中没有缺氧。促红细胞生成素的增加与一些肿瘤或肾脏疾病有关，如肾脏、肝细胞癌、子宫肌瘤、卵巢癌症、肾胚胎瘤、肾积水、多囊肾等。

原发性红细胞增多症，也称为真性红细胞增多症，是一种由红细胞发育而来的骨髓增殖病，原因不明。现在人们认为它是由多能造血干细胞参与引起的。其特点是红细胞含量高，可达到 $(7 \sim 10) \times 10^{12}/L$，血红蛋白 $180 \sim 240$ g/L，全身血容量也增加，白细胞和血小板也有不同程度的增加。这种疾病是由慢性和良性增生引起的，但它可能会导致更严重的疾病，在某些情况下会演变成白血病。

2.红细胞及血红蛋白减少

红细胞及血红蛋白减少是指血液循环中红细胞和血红蛋白的数量低于正常使用量的情况，通常称为贫血。临床上根据血红蛋白减低的程度将贫血分为4级。①轻度：成年男性血红蛋白浓度为 $90 \sim 120$ g/L，成年女性血红蛋白浓度为 $90 \sim 110$ g/L。②中度：血红蛋白浓度为 $60 \sim 90$ g/L。③重度：血红蛋白浓度为 $30 \sim 60$ g/L。④极重度：血红蛋白浓度<30 g/L。造成红细胞及血红蛋白减少的原因有生理性减少和病理性减少两大类。

（1）生理性减少。出生后3个月至15岁之间的儿童会有快速的身体生长和发育，但他们的红细胞是不够的。红细胞和血红蛋白比正常成年人低10%～20%。妊娠晚期，中心血压升高会导致血液稀释，呈现贫血状态。贫血是老年人的常见疾病，由于造血干细胞功能障碍，红细胞减少，血红蛋白减少。

（2）病理性减少。根据病因和发病机制，贫血可分为红细胞生成性贫血、红细胞破坏过多性贫血和失血性贫血三大类。

注意：红细胞和血红蛋白的指标主要反映单个血容量的指标。在考虑检测结果时,有必要注意一些可能影响检测结果的因素,例如患者的血流是否发生了变化,以及患者的血流是如何变化的。在贫血的早期,主要变化是总血流量下降,而红细胞略有变化。红细胞计数和血红蛋白检测很难反映单纯贫血。当由于各种因素导致水分滞留或流失时,可导致血细胞数量下降或升高,破裂或凝血;从而增加或降低红细胞计数和血红蛋白检测率。另外,患者的性别、年龄、精神因素以及居住地海拔的差异等因素也应进行综合分析,如当感情冲动、兴奋、恐惧、冷水浴刺激时均可使肾上腺素增多,导致红细胞和血红蛋白暂时增多。

三、血细胞比容测定

血细胞比容(Hct)是指单位体积血液中红细胞所占的比积。

(一)温氏法

1. 原理

离心并以一定的速度和时间溶解一些血液抗凝剂后,沉下压实的红细胞体积与全血体积之比即为红细胞比积或血细胞比容。

2. 器材

(1)红细胞比积管(温氏管):为一长 11 cm,内径 2.5 mm,容量约 0.7 mL 的平底厚壁玻璃管,管上有 100 mm 刻度,其读数一边由下而上,供测红细胞比积用,另一边由上而下,供测血沉用。

(2)长毛细吸管:吸管的细长部分必须超过 11 cm 管端方可到红细胞比积管的底部(亦可用 1 mL 注射器和长穿刺针头代替)。

3. 抗凝剂

(1)双草酸盐抗凝剂。

(2)肝素抗凝剂。

(3)乙二胺四乙酸(EDTA)$-Na_2$。

4. 方法

(1)抽取静脉血 2 mL,注入事先已烘干的双草酸盐或者肝素抗凝瓶中混匀。

(2)插入细吸管吸取抗凝剂混合物,将其插入温氏管的底部,然后轻轻地将血液注入标记"0"的位置,小心不要冒泡,然后用一个小橡胶塞把打开的管子堵住。

（3）将灌好血的离心管以相对离心力 2 264 g，水平离心 30 min。

（4）记录红细胞层的高度，再离心 10 min，至红细胞不再下降为止，以升/升（L/L）为单位报告结果。

（5）离心后血液被分为 5 层，由上至下各层成分分别为：①最上层为血浆。②白色乳糜层为血小板。③灰红色层为白细胞和有核红细胞。④紫黑红色层是氧合血红蛋白被白细胞代谢还原所致的红细胞。⑤最下层是带氧红细胞层，红细胞的高度是基于红细胞层的表面。每升血液中比血细胞数结果应乘 0.01%，可以算出每升血液中血细胞比容。

（二）微量离心法

1. 操作

（1）使用虹吸法采外周血充进毛细血管内。

（2）把毛细管的一端插入橡皮泥中，封口。

（3）用高速离心机以 12 000 转/min 离心 5 min。

（4）取出，量取血液总长度和压实的红细胞长度。

（5）计算压实红细胞所占的百分率。

2. 正常参考值

男性：0.42～0.49 L/L（42%～49%），平均 0.456 L/L（45.6%）。

女性：0.37～0.43 L/L（37%～43%），平均 0.40 L/L（40%）。

3. 临床意义

血细胞比容减少见于各种贫血。由于贫血种类不同，血细胞比容减少的程度并不与红细胞计数减少程度完全一致。由血细胞比容、红细胞计数及血红蛋白检验 3 个实验结果可以计算出平均红细胞容积、平均红细胞血红蛋白含量及平均红细胞血红蛋白浓度，从而进行贫血的形态学分类，有助于各种贫血的鉴别。

血细胞比容增多见于：①各种原因所致的血液浓缩，如大量呕吐、大手术后、腹泻、失水、大面积烧伤等，通过测定血细胞比容来决定是否需要静脉输液及输液量。②真性红细胞增多症和继发性红细胞增多症，有时可高达 0.80 L/L 左右。

（三）血细胞比容测定的质量控制

1. 温氏法

血细胞比容的测定方法很多，其中最准确的方法是放射性核素测定法,该法被 ICSH 定为参考方法。然而,由于这种方法应用的复杂性,在现代应用中经常使用温氏法和微量离心机方法,前者因夹杂血浆量大,渐趋淘汰;WHO 将微量离心法作为常规首选方法向世界各国推广,该法的主要优点是用血容量少,血液成分单一,采样快。

(1)双草酸盐抗凝剂对细胞有轻微缩小作用,且只能维持 3 h。而肝素对红细胞体积作用甚微,可忽略不计。EDTA-Na$_2$ 抗凝剂在室温下可维持红细胞体积 48 h 不变。本试验所用抗凝剂应以不影响红细胞体积为首选。

(2)从静脉抽血时,在静脉内针刺后立即取下止血带再抽血,防止血液积聚和聚焦。

(3)离心管和注射器应清洁干燥,以防溶血。如果有溶血,应引起注意,尤其是溶血性贫血患者。

(4)离心条件应该是恒定的,因为红细胞密度的程度受到相对离心力和离心时间的影响。此测试需要 2 264 g 的离心力和 30 min 的离心时间。

相对离心力(RCF)(g)= 1.18×10^{-5}×有效离心半径(cm)×每分钟转速的平方

有效离心力半径是指从离心机轴线到红细胞层中心的距离(cm)。如果离心机的正半径不够,患者血压升高,或者离心机速度不够,可以降低相对离心力。有必要延长离心周期或提高离心速度来纠正这种情况。

2. 微量离心法

(1)采血部位仍以红细胞计数的采血部位为宜,但刺入应稍深,以血液能自动流出为宜,取第二滴血检验。

(2)橡皮泥封管口底面应平,确实封严封牢,以深入毛细血管内 2 mm 左右为宜。

(3)离心力(RCF)以 10 000~15 000 g,时间以 5 min 为宜,当血细胞比容>0.5 时应再离心 5 min。

(4)如使用静脉血测定,采血时最好不使用压脉带,用较粗采血针和较大血容器,以便血液能与空气充分混合,防止 HbCO$_2$ 对血细胞比容影响。

(5)进行双份试验,双份试验结果之差应≤0.01。

第三节　血小板检验

血小板是从骨髓成熟的巨核细胞胞浆裂解脱落下来的小块胞质。巨核细胞虽然在骨髓的造血细胞中为数最少,仅占骨髓有核细胞总数的0.05%,但其产生的血小板却对机体的止血功能极为重要。因血管创伤而失血时,血小板在生理止血过程中的功能活动大致可以分为两个阶段:第一阶段主要是创伤发生后,血小板迅速黏附于创伤处,并聚集成团,形成较松软的止血栓子;第二阶段主要是促进血凝并形成坚实的止血栓子。

血小板为圆盘形,直径约 3 μm,且个体差异很大(5～12 μm^3)。血小板因能运动和变形,故用一般方法观察时表现为多形态。血小板结构复杂,简而言之,由外向内为 3 层结构,即由外膜、单元膜及膜下微丝结构组成的外围为第 1 层;第 2 层为凝胶层,电镜下见到与周围平行的微丝及微管构造;第 3 层为微器官层,有线粒体、致密小体、残核等结构。

一、出血时间测定

(一)原理

出血时间(BT)是指皮肤受特定条件外伤后,从出血到停止出血所需的时间,用来测定皮肤毛细血管的止血功能。出血时间测定能反映皮肤毛细血管与血小板的相互作用,包括血小板黏附、血小板活化和释放以及血小板聚集。

(二)器材

采血针、干净滤纸片、秒表。

(三)操作

(1)用手轻轻揉擦耳垂使其温暖,然后常规消毒。

(2)以拇指和示指抓住耳垂稍拉紧,用消毒采血针在已消毒的耳垂刺一深为 2～3 mm 的伤口并开动秒表,让血液自然流出,无须加压。

(3)每隔 0.5 min 用干净滤纸与血液相贴,直到血液停止流动,记录止血时间或在滤纸上计数血液点,出血点的一半就是计算得出的出血时间分布。

（四）正常参考值

正常参考值为 1～3 min。

（五）注意事项

（1）采血部位要温暖,避开充血、水肿、冻伤等处,血液应自动流出。

（2）试验前 1 周内不能服用抗血小板药,如阿司匹林等,以免影响结果。

（3）穿刺伤口应标准,太浅或太小时,皮肤的自然弹性可使刺口封闭而不出血,影响结果。

（4）穿刺到扩张的小静脉时,出血时间可较一般稍长,而局部血管舒缩性异常时,由于血管收缩可无出血。

（5）滤纸吸血液时,应避免与伤口接触,更不要挤压。

（6）出血时间超过 10 min 时,应以消毒棉球压住伤口,停止测定,记录中注明>10 min。

（7）两侧耳垂的结果往往不一致,必要时需多次检查。

（六）临床意义

1. 出血时间延长

在血小板计数异常中可以检测到,如血小板减少症和血小板增多症;血小板质量缺陷,如先天性和感染性血小板疾病和血小板无力症。出血时间延长也存在于一些凝血因子异常导致的疾病中,如血管假性血友病、低纤维蛋白原和 DIC 等;还可见于血管疾病,如遗传性出血性毛细血管扩张。

2. 出血时间减少

出血时间减少见于一些严重高凝状态与血栓形成时。

二、凝血时间测定

（一）原理

血液离体后与异物表面接触,凝血过程中激活因子,最终将纤维蛋白原转化为纤维蛋白,导致血液凝固。凝血时间(CT)是测定从血液离体至完全凝固所需的时间。这一时机取决于内源性凝血系统中多种凝血因子的整合,也与实验过程中的各种因素如玻片清洁度、温度等因素有关,故它是一种简单而不太敏感的凝血过筛试验。

（二）器材

采血针,清洁玻片,秒表。

（三）操作

（1）按毛细血管采血法耳垂采血或指尖采血 2 大滴,分别置于洁净的玻片两端（直径约 5 mm）,并立即开动秒表。

（2）每隔 0.5 min 用针尖挑动血滴 1 次,观察有无凝固的细丝,发现有细丝挑起,立即记录时间,另一滴作为最后挑起纤维丝的对照。

（3）正常参考值:玻片法:2~4 min。

（4）注意事项:①本法在操作过程中,因有组织液渗入,所以不能反映凝血因子Ⅷ、Ⅸ、Ⅺ、Ⅻ的缺乏。②温度越低,凝血时间越慢;温度愈高,凝血时间愈快。③血滴不宜过小,以免蒸发干涸。④挑动太勤,易破坏凝固的纤维蛋白丝状结构,从而造成不凝假象。⑤勿用力挤压取血或用玻片刮取血液,以免影响结果。

（四）临床意义

内源性凝血系统中一个或数个凝血因子的缺乏皆可引起凝血时间的延长,如血浆凝血因子缺乏而致凝血活酶生成不佳,尤其是严重的凝血因子Ⅷ、Ⅸ、Ⅺ、Ⅻ缺乏,严重的凝血因子Ⅴ、Ⅹ缺乏,高度的凝血酶原或纤维蛋白原严重减少等。

血液循环中有抗凝物质,如应用叶素、双香豆素治疗时,抗血友病球蛋白（AHG）和纤溶活力增强时凝血时间都会延长。

在高凝状态下（如弥散性血管内凝血早期、高血糖、高脂血症、组织液混入过多时等）的血液中可以观察到短期凝血。

三、血块收缩时间测定

（一）原理

血液凝固后,血小板伸出伪足附着于纤维蛋白丝上,通过血小板膜下微丝的收缩蛋白作用使纤维蛋白网收缩,析出血清,血块缩小。观察血液凝固后血块退缩的情况,可间接了解血小板的数量、功能是否正常。

（二）方法

静脉采血 1~2 mL,轻轻注入 0.7 cm×8.0 cm 的洁净干燥的玻璃试管中,加塞静置 37 ℃水浴箱孵育,在 30 min、60 min 及 24 h 分别观察血块收缩情况。

（1）完全退缩:血块退缩很紧,并大部分脱离管壁,析出大量血清,血块体积相当于血量的 1/3 ~ 1/2。

（2）部分收缩:血栓体积占血容量的一半,但大部分血栓在试管壁上。

（3）收缩不良:血块略有收缩,大部分黏附着管壁,在管底和血块边缘可见极少量血清。

（4）血块不收缩:血块完全无收缩。

（三）报告方式

以 1 h、2 h、24 h 血块收缩情况报告。

（四）正常参考值

正常<30 ~ 60 min 开始收缩,18 ~ 24 h 达到完全收缩。

（五）临床意义

血块收缩不良或不收缩见于血小板减少性紫癜、原发性出血性血小板增多症、血小板无力症、纤维蛋白原或凝血酶原明显减少,以及红细胞增多症。

第二章　尿液检验

第一节　化学检验

一、蛋白质

(一)原理

1. 试带法

利用酸碱指示剂蛋白质(PRO)误差原理测定。测量范围为 0.1(微量) ~5 g/L(++++)。

2. 加热乙酸法

加热使蛋白质变性,加酸使蛋白质易于沉淀。

3. 磺柳酸法

磺基水杨酸使蛋白质沉淀。

(二)参考值

阴性。定量:<0.1 g/L 或<0.15 g/24 h。

(三)临床意义

正常尿蛋白分泌常<40 mg/24 h。24 h 尿蛋白质分泌率测定比尿液浓度测定对预示疾病进程更密切、更有意义。常用方法为试带法,蛋白定性简便快速,其结果能提示临床医生结合临床表现,决定是否需要做进一步检查。多数肾病专家认为,除糖尿病患者外,若蛋白分泌率不超过 150 mg/24 h 就是正常。

尿蛋白分泌率超过 150 mg/24 h,反映存在肾脏或肾外的疾病。

1. 溢出性蛋白尿

见于多发性骨髓瘤的轻链的本周蛋白尿、血红蛋白尿、肌红蛋白尿等。

2. 肾小球性蛋白尿

尿中以清蛋白等增高为主。常见于肾小球疾病,如急性肾小球肾炎、肾淀粉样变性,以及各种继发性肾脏疾病,如血管疾病、糖尿病肾病、系统性红斑狼疮肾病等。

蛋白质的选择性:选择性蛋白尿,见于微小病变型肾病综合征等。非选择性蛋白尿,典型病例如糖尿病肾病。

3. 肾小管性蛋白尿

以尿中 β-微球蛋白等增高为主,可见于重金属中毒或肾小管间质性疾病。

4. 功能性蛋白尿

功能性蛋白尿见于高热、运动、先天性心脏病和直立性蛋白尿,通常是一过性的、可逆性的。

5. 蛋白尿的程度

(1)轻度增加(定性分析为+ ~ ++,300 ~ 1 000 mg/L;定量分析为 0.5 ~ 1.5 g/d)。常见于慢性肾小球肾炎、糖尿病肾病和高血压肾病。也可见于良性蛋白尿(直立性蛋白尿,热性蛋白尿)、重金属类药物引起肾小管损伤、间质性肾炎和 Fanconi 综合征。

(2)中度增加(定性分析为++ ~ +++,1 ~ 3 mg/L;定量分析为 2 ~ 3 g/d)。慢性肾小球肾炎、糖尿病肾病和小动脉性肾硬化症等。

(3)高度增加(定性分析为+++ ~ ++++,3 ~ 10 mg/L;定量分析为 3.5 g/d 以上)。肾病综合征、糖尿病、慢性肾小球肾炎(膜性和膜增殖性肾炎)和小动脉性肾硬化症等。

24 h 尿的持续性微量蛋白尿,提示发展为糖尿病肾病可能。若出现蛋白尿,应考虑重复测定 2 ~ 3 次 24 h 尿蛋白定量,因为 24 h 尿蛋白分泌的变异系数很大。通常间质性肾炎蛋白分泌率很少超过 2 g/24 h,而原发性肾小球疾病蛋白分泌率则变化很大。尿蛋白质分泌率>3.5 g/24 h 被认为是肾病性蛋白尿,常见于原发性肾小球疾病。明显和持续性蛋白尿,未恰当治疗有发展为进行性、功能性肾功能不全的危险。所以,患者应做进一步检查,包括血液检查、尿蛋白电泳和各种影像学检查和(或)肾活检。

二、葡萄糖

（一）原理

试带法：目前常用基于葡萄糖氧化酶原理的测定法，对葡萄糖（glucose，GRU）测定特异，但不能测定其他尿糖。

（二）参考值

阴性（灵敏度 1.0 g/L）。

（三）临床意义

血浆葡萄糖浓度超过 1.6~2.0 mg/L，即超出了肾重吸收葡萄糖能力，就可产生糖尿。尿葡萄糖测定可预测糖尿病和肾性糖尿。特别是进食后的增加（定性分析为+~++++或 10~20 g/L；定量分析为 0.5~1.0 g/d），常见于糖尿病、胃切除术后、甲状腺功能亢进、肾小管损伤（肾性糖尿、Fanconi 综合征、重金属中毒、慢性肾衰竭）、妊娠和产后 10~14 d。

三、酮体

（一）原理

尿液中约 80% 酮体（KET）为 β-羟丁酸，丙酮占 2%，其余为乙酰乙酸。

1.试带法

常用硝普钠（Legal 试验）检测丙酮和乙酰乙酸，不能检出 β-羟丁酸。

2.湿化学法

用硝普钠试管法或粉剂法。

（二）参考值

阴性（以乙酰乙酸计<150 mg/L）。

（三）临床意义

阳性（+~++++）：常见于饥饿、运动、糖代谢异常（糖尿病等）、腹泻、周期性呕吐、酮症性低血糖、内分泌疾病（甲状腺功能亢进、肢端肥大症、黑色素细胞肿瘤）等。

四、尿胆原和胆红素

(一)原理

1. 试带法

(1)尿胆红素(BIL)。采用重氮反应呈色原理。

(2)尿胆原(UBG)。采用埃利希(Ehrlich)反应和重氮反应两种原理。

2. 湿化学法

(1)尿胆红素。采用氧化法原理,有 Harrison 法(灵敏度高)和 Smith 法(灵敏度低)。

(2)尿胆原。采用 Ehrlich 反应或重氮反应原理。

(二)参考值

尿胆原:± ~ +。胆红素:阴性。

(三)临床意义

1. 胆红素

阳性增加(+ ~ +++),常见于急性肝炎、重症肝炎、肝硬化、药物性肝损伤、乙醇中毒性肝病、肝内胆汁淤积、梗阻性黄疸、Dubin - Johnson 综合征、Rotor 综合征等。

2. 尿胆原

阳性增加(++ ~ ++++),常见于急性肝炎、慢性肝炎、肝硬化、乙醇中毒性肝病、药物性肝病、心功能不全、溶血性贫血、内出血、紫癜、便秘、肠梗阻及体质性黄疸。尿胆原如用埃利希法检测,可受卟胆原、药物对氨基水杨酸、磺胺、甲基多巴等影响,产生假阳性反应,而用重氮法不受这些物质的干扰。

五、白细胞

(一)原理

试带法:嗜中性粒细胞的嗜天青(初级)颗粒含有酯酶(esterase),可水解吲哚酚酯生成吲哚酚和有机酸,吲哚酚进一步氧化成为靛蓝或与重氮盐反应生成重氮色素。

（二）参考值

阴性。

（三）临床意义

尿中出现白细胞（LEU）嗜中性粒细胞提示尿路感染，但是，正常和异常数量细胞的临界值很难定。白细胞计数超过 10 个/HPF，考虑为异常，可见于肾盂肾炎、膀胱炎、尿道炎、肾结石、间质性肾炎和肾小球肾炎。因为尿中嗜中性粒细胞不稳定，易被破坏，所以试带法白细胞阳性时，在显微镜检查时可能见不到粒细胞。

六、亚硝酸盐

（一）原理

试带法：在酸性条件下，亚硝酸盐（NIT）与芳香胺结合形成重氮化合物，再与苯喹啉结合产生重氮色素，从而指示尿中亚硝酸盐含量。

（二）参考值

阴性。

（三）临床意义

阳性（灵敏度 1 mg/L 以上）：常见于尿路感染。能将硝酸盐还原成亚硝酸盐的病原体有大肠埃希菌、克雷伯菌、肠球菌、变形杆菌、链球菌和假单胞菌属等，但肠球菌不能还原硝酸盐成亚硝酸盐。

七、红细胞和血红蛋白

（一）原理

试带法：利用血红素类过氧化物酶样活性的功能，使色原氧化显色，指示尿中存在红细胞（ERY）、血红蛋白或肌红蛋白。

（二）参考值

阴性。

（三）临床意义

阳性（ + ~ +++，灵敏度 0.15 ~ 0.62 mg/L）：常见于肾小球肾炎、间质性肾炎、尿路感染、尿路结石、尿路肿瘤及出血性疾病。生殖器官出血混入尿液也可呈阳性干扰。

八、酸碱度

（一）原理

1. 试带法

采用酸碱指示剂甲基红（pH 值为 $4.6 \sim 6.2$）和溴麝香草酚蓝（pH 值为 $6.7 \sim 7.5$）法测定尿液酸碱度 pH 值。

2. pH 值计法

采用特定的玻璃电极法。

（二）参考值

正常饮食，24 h 尿氢离子分泌量为 $50 \sim 100$ mmol/L，pH 值为 $4.6 \sim 8.0$（平均为 6.0）。

（三）临床意义

尿 pH 值受多种因素影响，常见的是饮食和药物。

1. 尿 pH 值降低

见于高肉类蛋白质饮食和某些水果如樱桃等。病理性见于酸中毒、慢性肾小球肾炎、痛风、糖尿病及呼吸性酸中毒等。药物如氯化铵、甲硫氨酸和杏仁酸乌洛托品等。

2. 尿 pH 值增高

见于饮食高水果和蔬菜，特别是柑橘类水果，病理性见于反复呕吐、服用重碳酸盐、尿路感染、呼吸性碱中毒等。但如 pH 值>9，多提示尿标本陈旧。

九、比重

（一）原理

1. 试带法

试带法是采用酸碱指示剂法测定尿比重（SG）。模块中含多聚电解质、酸碱指示剂等，是根据离子（电解质）强度改变引起 pH 值改变而呈色反应。

2. 比重计法

比重计法为尿液密度与纯水密度之比。

3. 折射计法

折射计法根据光对不同液体产生不同的折射率测定尿的比重。

4. 尿渗透量测定

尿渗透量测定采用冰点下降法或蒸汽压法。

(二)参考值

通常为 1.015 ~ 1.025。

禁水时为 1.030 ~ 1.035。

水负荷时为 1.001 ~ 1.005。

(三)临床意义

正常成人摄入足够的液体,24 h 比重通常在 1.015 ~ 1.022。若随机尿比重>1.023,肾脏浓缩功能多正常。正常水摄入后,比重最低可达 1.003。

1. 增高(>1.030)

增高可见于脱水,如腹泻、呕吐、高热、禁水等以及糖尿病、肾病综合征、多发性骨髓瘤等疾病导致的脱水。

2. 减低(<1.010)

减低可见于慢性肾小球肾炎、肾盂肾炎、慢性肾衰竭、急性肾衰竭多尿期等。中枢性尿崩症和药物诱导性肾性尿崩症(锂、青霉素)的检测需要配备复杂仪器设备和相应技术人员。

▌▌第二节　显微镜检验

一、原理

取混匀新鲜尿液(最好是晨尿),用相对离心力 400 g,离心 5 min,除去上清液,取适量沉淀物,染色或不染色后,作显微镜观察,结果以××~××个/HP 或××~××个/LP 或××个/μL 报告。

二、参考值

1. 离心法

红细胞(red blood cell)<3 个/HP,尿液计数板法男性 0～12/μL,女性 0～24/μL;白细胞(white blood cell)<5 个/HP,尿液计数板法男性 0～12/μL,女性 0～26/μL;透明管型(hyaline cast)0～1 个/全部 LP;上皮细胞(鳞状上皮细胞,squamous epithelial)≤1 个/HP。脂肪小体(oval fat bodies):无。细菌、结晶:少量(尿久置后可增加)。

2. 未离心法

红细胞:0～偶见/HP。白细胞:0～3 个/HP。透明管型:0～偶见/全部 LP。上皮细胞、细菌、结晶均少。

三、临床意义

1. 红细胞增多

红细胞增多见于肾脏疾病,如急性肾小球肾炎、狼疮性肾炎、急进性肾炎、间质性肾炎、肾小管坏死、多囊肾、肾结核、肾梗死、肾肿瘤、原发性肾出血及慢性肾小球肾炎等。其他泌尿生殖道疾病,如尿路结石、膀胱炎、尿道炎、前列腺炎、膀胱肿瘤、前列腺肿瘤等。

2. 白细胞增多

白细胞增多可见于急性肾小球肾炎、慢性肾小球肾炎急性发作期、肾盂肾炎、膀胱炎、前列腺炎、狼疮性肾炎、药物性急性间质性肾炎、乳糜尿等。

3. 上皮细胞增多

鳞状上皮细胞增多无临床意义。肾小管上皮细胞(renal epithelial)见于肾小管损伤。移行上皮细胞(transitional epithelial)(肾盂、膀胱来源)见于尿路炎症、肿瘤等。

4. 管型增多

管型增多包括:①红细胞管型(red blood cell cast)见于肾小球肾炎、肾梗死、狼疮性肾炎等。②白细胞管型(white cell cast)见于肾盂肾炎、间质性肾炎、狼疮性肾炎等。③上皮细胞管型(renal tubular epithelial cell cast)见于肾病综合征、急性肾小管坏死、淀粉样病变、子痫、肾移植后急性排斥反应等。④颗粒管型(granular cast)见于肾盂肾炎、间质性肾炎、肾小球肾炎等。⑤宽幅管型（broad cast）见于肾衰竭等。⑥脂肪管型（fatty cast）见于重型肾病综合征、狼疮性肾炎、糖尿病肾病等。⑦蜡样管型（waxy cast）见于慢性肾炎晚期、淀粉样变、肾衰竭等。

5. 细菌、真菌、原虫

见于尿路各种感染。

6. 结晶

结晶包括：①生理性结晶，如磷酸铵镁（triple phosphate）、尿酸钠（sodium urate）、草酸钙（calcium oxalate）、碳酸盐等多无临床意义，但当大量增多，又伴红细胞、白细胞等增多时，要警惕尿路结石或感染。②病理性结晶。尿酸结晶增多可见于痛风；胱氨酸结晶见于胱氨酸尿症；酪氨酸（tyrosine）、亮氨酸（leucine）结晶见于急性肝萎缩、磷中毒；胆红素结晶见于阻塞性黄疸、急性重型肝炎、肝硬化、肝癌等；胆固醇（cholesterol）结晶见于肾病综合征、脓尿、乳糜尿等。

第三节　妊娠检验

一、胶乳凝集抑制试验

（一）实验原理

在人绒毛膜促性腺激素（human chorionic gonadotrophin，HCG）抑制孕妇尿液中的正常 HCG 后，添加 HCG 胶乳。由于 HCG 反应与尿液中的 HCG 结合，因此不再发现凝集，也以同样的方式表现。如果尿液中 HCG 含量较低，则 HCG 抗体抑制失效与 HCG 胶乳结合并引发凝集反应。

（二）试剂

（1）诊断妊娠试剂设备。

（2）深色玻璃材质反应板。

（三）操作

（1）指导孕妇早上小便，并将尿液放入尿液杯中进行测试。

（2）取一滴尿样，放入黑色玻璃反应板中。

（3）加入一滴抗血清,与尿液充分混合,摇动载玻片并静置 2~3 min,然后加入一滴乳胶抗原,20 ℃摇动玻片 3 min。

（4）在强光下对凝集结果进行评估。

（5）判定。阴性:可以观察到凝集成均匀性的颗粒。阳性:聚集呈现均匀的乳状。

（四）质量控制

（1）标本应新鲜透明,严重蛋白尿、血尿、大量盐类结晶等混浊尿应离心后取上清液,以免影响结果。

（2）每次试验应取正常尿或生理盐水做阴性对照。

（3）最适温度为 20 ℃。如果温度较低,可以延长时间并标注在结果中。

（4）补充尿液、血清和乳胶的量应该相同。

（5）使用的试剂必须是同一批号,不同批号的试剂不能更改。

（6）试剂应储存在 2~8 ℃的冰箱中,不得冷冻,否则乳胶中的 HCG 抗原很容易释放。

（7）当肉眼无法清楚检查时,可以使用显微镜观察结果。如果结果不清楚,可以在几天内进行重复检查。

（五）临床意义

阳性见于妊娠妇女和滋养层细胞肿瘤患者。

二、早早孕试验

早早孕试验又叫双抗体夹心酶联免疫吸附试验。HCG 的分子量约为 4.6 万,由两个非共价键结合糖蛋白亚单位,称为 α 和 β 亚单位,α 亚单位的氨基酸排列顺序与黄体生成素（LH）、卵泡刺激素（FSH）、促甲状腺激素（TSH）的 α 亚单位相同,因此存在着交叉免疫反应。HCG 的 β 亚单位除与上述激素的 β 亚单位有相同之处外,还有独特的反应结果。根据这一特点,制取 β-HCG 单克隆抗体,避免了交叉反应,提高了试验的敏感性和特异性。确切地反映了 HCG 在尿中的浓度。

（一）实验原理

双抗体夹心酶联免疫吸附法是一种固相非竞争法。先将 β-HCG 单克隆抗体和固相载体结合,再向该固相抗体中加入待测样品或 HCG 标准品,则样品中的 HCG 抗原与 β-HCG 抗体接触后,形成抗体-抗原复合物吸附在固相载体上,再加酶标抗体,便形成抗体-抗原酶标抗体复合物,即双抗体夹心复合物。经洗去过量的酶标抗体,测定结合复合物的活性,再加入底物及显色剂,肉眼观察或测定颜色反应。颜色深浅与 HCG 的浓度呈正比。

(二)试剂与器材

(1)单克隆 HCG 酶结合抗体。

(2)显色剂、洗涤剂。

(3)聚苯乙烯反应板。

(三)操作方法

(1)留取清晨尿液于一次性洁净杯内。

(2)在聚苯乙烯反应板小孔中加被检尿 50 μL,同时加入酶标抗体 50 μL,轻轻混匀。

(3)37 ℃水浴 20 min。

(4)用洗涤液洗涤 6 次,用滤纸或纱布拍干反应板。

(5)加显色剂二滴,室温静置 5 min,肉眼观察结果。

(6)结果判定蓝色为阳性,无色为阴性,酶标仪比色,根据光密度值,进行定量报告结果。

(四)质量控制

(1)有很多工厂生产产品,所以有必要严格按照说书名规范使用。

(2)所有实验都应进行质量控制。

(3)仔细观察试剂的保留环境和有效期。

(五)临床意义

(1)妊娠 10 d 时,尿 HCG 检查是早期妊娠诊断的有效方法。

(2)用于异位妊娠和不完全流产的诊断和治疗。

(3)可用于诊断滋养层肿瘤,如恶性葡萄胎、绒毛膜上皮癌、男性睾丸畸胎瘤等,尿液中 HCG 含量显著增加。

(4)妊娠中毒血症时 HCG 含量大多增高。

三、妊娠稀释试验

(一)实验原理及试剂

同胶乳凝集抑制试验,将被检尿液进行不同倍数的稀释后做免疫试验,用于鉴别诊断。

(二)操作方法

(1)将胶乳凝集抑制试验阳性的尿液进行稀释操作。

(2)将稀释好的尿液,分别按胶乳凝集抑制试验进行操作。

(3)以阳性结果的最高稀释倍数报告结果。亦可按计算公式计算出HCG 含量。

(三)质量控制

标本稀释要准确,其他同胶乳凝集抑制试验。

(四)临床意义

用于葡萄胎、绒毛膜上皮癌、睾丸畸胎瘤等疾病的诊断、鉴别诊断以及疗效观察。

四、尿液检验的质量控制

随着医学检验技术的发展,尿常规检验已由过去的自配试剂、手工方法、单项目化学成分的检测,走向化学方法,通过尿液分析仪自动联合检测尿液中的多项化学、理学以及识别有形成分使尿常规检验内容不断增加,检验速度加快,操作简便,报告统一。由于试剂统一,方法统一,减少了过去人为的试剂配制、肉眼观察等因素造成的误差。目前,在临床上尿常规检验普遍使用了尿液分析仪。为了保证在新技术下检验结果的准确性,把误差降到最低水平,把质量提高到最高水平,必须进行质量控制。

第三章　浆膜腔积液检验

第一节　一般检验

一、参考值

胸腔液<20 mL。腹腔液<50 mL。心包腔液<30 mL。

增加:常见于结核性胸膜炎、肺炎、慢性腹膜炎、肝炎、心包炎、风湿性心包炎和化脓性心包炎。

二、颜色

1. 红色

红色可能由肺炎、肿瘤、出血性疼痛、内脏损伤和穿刺损伤引起,阿米巴脓肿中可发现褐色色素。

2. 黄色

黄色可以在化脓性细菌中发现,如葡萄球菌性肺炎和阑尾炎。

3. 白色

白色是胸导管的淋巴阻塞所致,如丝虫病、肿瘤等。

4. 绿色

绿色可能由铜绿假单胞菌引起的胸膜炎和腹膜炎。

三、凝块

(1)浸出溶液具有低纤维蛋白原并且通常难以固化。

(2)渗出物中含有大量的细胞和组织裂解产物的纤维蛋白原,因此可以自我凝固并含有凝血成分。

四、比重

漏出液多在 1.015 以下。渗出液多在 1.018 以上。

五、气味

通常没有特别的气味。粪便味:在大肠埃希菌感染很常见。恶臭味:通常由厌氧细菌引起,导致脓液积聚。

◀◀ 第二节　显微镜检验

一、细胞计数

浆膜腔积液细胞计数与脑脊液细胞计数相同,需要所有有核细胞(包括间皮细胞)。

临床意义:漏出液中细胞少常不超过 100×10^6/L,如果超过 500×10^6/L,多为渗出液。化脓性渗出液细胞数常高于 $1\,000 \times 10^6$/L,结核性与癌性积液中通常超过 200×10^6/L。

二、白细胞分类

用瑞氏染色对浆液性沉淀物涂片染色后,分离浆液性沉淀物。渗漏液中的细胞较少,主要是淋巴细胞和间皮细胞。渗出液中有大量细胞,由于各种疾病可能会出现许多种类的细胞。导致各种细胞生长的主要因素如下。

(一)中性分叶核粒细胞

中性分叶核粒细胞常见于脓性渗出液中,细胞总数一般超过 $1\,000 \times 10^6$/L,中性粒细胞的增加也见于结核性浆液性腔炎的早期渗出液中。

(二)淋巴细胞

通常是炎症,如各种结核、梅毒、肿瘤或感染引起的渗出物。如果条件允许,可以同时测量胸腔积液和外周血中的 T 淋巴细胞。如果胸腔积液中 T 淋巴细胞增多,外周血中 T 淋巴细胞减少,且二者之比大于 1,则可以显示胸腔积液的特征,如肿瘤、癌症和结缔组织疾病。淋巴细胞癌症细胞和乳糜胸淋巴细胞也增加。如果在胸腔积液中发现大量细胞样淋巴细胞,则认为是增殖性骨髓瘤。

(三)嗜酸性粒细胞

大多数是由过敏和寄生虫引起的。反复穿刺刺激、胸腔积液、术后积液、结核性渗出物、系统性红斑狼疮、充血性心力衰竭、肺梗死、霍奇金病、间皮瘤等,体液中嗜酸性粒细胞增多。

三、红细胞计数

由于穿刺过程中经常出现损伤,体液中可能会有少量红细胞。大量红细胞可见于出血性渗出液,如恶性肿瘤、肺栓塞、结核病等。

四、胆固醇结晶

胆固醇结晶见于伴有脂肪变性和胆固醇性胸膜炎的成人胸腔积液,浆液性腔出血后可观察到含铁血黄素颗粒。

五、寄生虫

离心溶解乳糜浆腔后,将沉淀物倒入玻片中,检查微丝蚴。棘球蚴病患者可在胸腔积液中发现棘球蚴的头节和小钩。

◀◀ 第三节　细菌学检验

如果怀疑有渗出物,必须对样品进行离心并通过无菌操作沉淀。沉淀应进行细菌培养、染色和显微镜检查,以进行适当的观察。

一、漏出液

一般来说,漏出液没有实际意义,所以没有必要检查。

二、渗出液

(一)革兰氏细菌

常见的革兰氏细菌包括链球菌、粪肠球菌、大肠埃希菌、放线菌、厌氧菌和炭疽芽孢杆菌等。

(二)抗酸杆菌

抗酸杆菌在肺结核、肠结核、结核性炎症中多见。

三、漏出液与渗出液的鉴别

漏出液与渗出液的鉴别见表3-1。

表3-1　漏出液与渗出液的鉴别

分类	漏出液	渗出液
病因	非炎症	炎症、肿瘤
外观	淡黄	不定,可为黄色、血色、脓样、乳糜样
透明度	透明、偶见微混	多为浑浊
比重	<1.015	>1.018
凝固	不凝	常自凝
黏蛋白试验	阴性	阳性
pH 值	>7.4	<6.8
蛋白质定量	<25 g/L	>30 g/L
积液总蛋白/血清总蛋白	<0.5	>0.5
葡萄糖	>3.3 mmol/L	可变化,常<3.3 mmol/L
乳酸脱氢酶	<200 U/L	>200 U/L
积液乳酸脱氢酶/血清乳酸脱氢酶	<0.6	>0.6
细胞总数	常<100×10^6/L	常>500×10^6/L

续表 3-1

分类	漏出液	渗出液
白细胞分类	以淋巴细胞及间皮细胞为主	根据不同病因而异,一般炎症急性期以中性粒细胞为主,慢性期以淋巴细胞为主
癌细胞	未找到	可找到癌细胞或异常染色体
细菌	未找到	可找到病原菌
常见疾病	充血性心力衰竭、肝硬化和肾炎伴低蛋白血症	细菌感染、原发性或转移性肿瘤、急性胰腺炎等

第四节　细胞学检验

一、间皮细胞

在良性病变中,间皮细胞的聚集和释放是丰富的,细胞类型多达十余个。这是一层平坦、松散的卵石样细胞。细胞内有明显的间隙,这可能与间皮细胞表面微绒毛或囊泡的超微结构有关。细胞核的形状和大小也是相似的。退变细胞表现出印戒特征,更容易被误诊为癌症细胞。

间皮细胞的增加表明浆膜受到刺激或损伤,如心脏瓣膜置换术、心脏瓣膜置换、伴有宫腔积脓的癌症、风湿性疾病和恶性积液。

二、组织细胞

组织细胞的细胞质轻微染色,有时呈泡沫状。细胞核比间皮细胞小,主要是肾脏的形状,并且核膜没有外显意义。有时细胞会吞噬外来颗粒、脂肪酸和有益细胞。当使用中性红或詹纳斯(Janus)绿体内染色时,效果更好,而间皮细胞和癌症细胞则更差。在炎症过程中,大量中性粒细胞以组织细胞为主。

三、浆细胞

肿瘤和慢性炎症,涂片中可见浆细胞。

四、红斑狼疮细胞

系统性红斑狼疮可引起胸腔积液,主要是渗出物,涂片中偶尔发现红斑狼疮细胞。

五、肿瘤细胞

癌症的诊断主要依靠形态学诊断,诊断的敏感性和准确性不足。近年来,人们发现不同生物选择中的不同物质被吸收并结合到某些荧光物质上,在用一定长度的光照射后,可以建立荧光对比度,在观察过程中区分液体中的细胞和肿瘤细胞,以提高诊断率。研究表明,血卟啉荧光检测(HOF)具有较高的灵敏度和准确性,是检测体液细胞肿瘤最合适的基本方法之一。其原理是,当给予血卟啉时,正常细胞和肿瘤细胞都会吸收它们。前者排泄迅速,而后者排泄缓慢。此外,肿瘤细胞本身不能产生卟啉,需要大量的外源卟啉。

浆液性腔积液是肿瘤细胞的重要组成部分。积液中超过98%的癌症细胞是转移性的,原发性恶性间皮瘤很少见。当内脏恶性肿瘤侵袭身体的血管、神经,或引起剥离,或直接侵袭动脉,或与感染合并形成浆液性疾病时,渗出液中的癌症细胞较少或没有;当肿瘤进入浆膜表面并直接形成浆膜腔并广泛植入时,渗出液中可能会出现更多的癌症细胞。

胸腔积液肿瘤通常是原发性恶性肿瘤,尤其是易侵犯胸膜的外围肿瘤,其次是乳腺癌症和转移性癌症。起源于纵隔淋巴结的恶性肿瘤和原发性恶性间皮瘤是罕见的。

第四章　粪便检验

◀◀ 第一节　理学检验

一、性状

正常大便为圆柱状成形软便,幼儿粪便大部分成糊状,病理情况下大便性状多见下列改变。

(一)球形硬便

球形硬便见于便秘。

(二)黏液便

黏液是肠道的分泌物,对肠道有润滑作用。然而,当肠壁隆起或患病时,黏液可能会显著增加,如肠炎、腹痛等,会变得排出更大量。根据黏液,它可以分为小量(+)、中量(++)、大量(+++)、全量(++++)。

(三)血便

因出血部位不同,大便的性状也不一样,不太常见的肠道出血(如痔疮、肛门、直肠、阑尾炎等),大便外有血,呈鲜红色;由于血液长期滞留在胃肠道,胃和十二指肠出血会使粪便变黑或失去光泽,但当肠道蠕动过度时,也可能出现红色。

(四)酱色黏液便

酱色黏液便多见于阿米巴痢疾。

(五)水样便

最常见于明显的胃肠炎和食物中毒,伪膜性肠炎和隐孢子虫感染。腹泻的婴儿有类似鸡蛋汤样的粪便;洗肉水样粪便可以发现副溶血性弧菌的有毒物质;霍乱、副霍乱可见米泔水样便;出血性小肠炎为赤豆汤样便。

（六）扁平带状便

扁平带状便可能因直肠或肛门狭窄所致。

（七）脓血便

脓血便见于菌痢、阿米巴痢疾、肠道恶性肿瘤、溃疡性肠炎等疾病。

（八）寄生虫

各种肠道寄生虫如钩虫、蛔虫、蛲虫、姜片虫、绦虫等可在粪便中见到。

二、颜色

（一）灰白色

灰白色可见于钡餐后、阻塞性黄疸及服用大量金霉素后,因为粪便中没有粪胆素,它们可以呈现灰白色或黏土白色;过量脂肪亦可致灰白色或白色。

（二）绿色

绿色可见于食用含叶绿素的蔬菜时;幼儿肠炎及肠蠕动加速时,因粪便很快通过肠道,使胆绿素未转变成粪胆素所致。

（三）红色

出血点在下消化道或食用红色食物,如西红柿、西瓜等。

（四）黑便

黑便可见于胃肠道出血、胃肠道肿瘤、铁、铋和木炭类药物的检测;进食动物血及肝脏后粪便亦可呈黑色。

（五）酱色便

酱色便常见于阿米巴痢疾,大量咖啡、巧克力等食物进食后。

（六）淡黄色便

淡黄色便见于幼儿便或服用大黄等药物后。

三、结石

大便中排出的结石最重要的是胆结石,较大者肉眼可直接观察到。

◀◀ 第二节　显微镜检验

操作方法:取一滴生理盐水,放入干净的玻璃载片上。然后,用竹签捡起样品,将其均匀地涂在薄膜上,薄膜的厚度可以穿透样品表面,加盖玻片用低倍镜观察全片,然后再换用高倍镜观察。粪便中常见的有形物质如下。

一、白细胞

正常人大便中白细胞偶见。肠道有炎症时增多,以中性分叶核粒细胞增多为主,白细胞的数量与炎症的严重程度和部位密切相关。当肠道发生炎症反应时,白细胞较小,在粪便中混合均匀,使细胞形态因消化而难以识别;在结肠炎中,血清中出现许多白细胞,甚至覆盖可见区域,可以看到白细胞和血清成分。当发生过敏性肠炎或肠道疾病时,可以在粪便中发现更多的嗜酸性粒细胞。

二、红细胞

人类粪便中不含红细胞,但在下消化道(如胃、肠、阑尾等)创伤、肿瘤和其他出血性疾病中可以发现许多类型的红细胞,外观呈红色或外观呈正常但镜下可见到红细胞。上消化道发生出血时,红细胞在胃肠道的作用下被完全破坏,粪便中没有红细胞。只有通过潜血检查才能进行诊断。在阿米巴痢疾的粪便中,红细胞经常存在并被破坏;在慢性腹泻中,红细胞少于白细胞,白细胞往往分散且形态正常。

三、巨噬细胞

巨噬细胞的细胞结构比中性粒细胞大,细胞核形态不规则。细胞质中主要有伪足突起,常有颗粒或细胞断裂等异物吞噬。它是一种大型单核细胞,可见于腹泻或直肠炎。

四、肠黏膜上皮细胞

小肠和大肠中的所有上皮细胞都是柱状细胞,只有直肠腔被复层立方上皮和非角化复层鳞状上皮覆盖。在生理条件下,少数上皮细胞经常被破坏,故正常粪便中见不到肠黏膜上皮细胞,当肠道发生炎症时肠黏膜上皮细胞可大量增多,其形态多呈卵圆形或柱状形,两端钝圆,它主要是白细胞的混合物,常见于伪膜性结肠炎的小黏块和脓性分泌物中。

五、淀粉颗粒

正常人为阴性,在腹泻、慢性胰腺炎、胰腺功能不全等疾病时可以出现,该颗粒为同心性线纹的不规则块状物,遇碘液染成黑蓝色,若已部分水解则呈红褐色。

六、脂肪小滴

人类粪便中脂肪小滴含量低。在肠蠕动亢进、消化吸收不良综合征、腹泻及胰腺分泌功能减退尤其是慢性胰腺炎、胰头癌时可见增多,当粪便中脂肪含量提高时,粪便往往会变成泡沫状、灰白色、明亮而有气味。在显微镜检查中,可以发现大量的脂肪酸。苏丹Ⅲ被染成橘红色或淡黄色,有时可以发现脂肪酸晶体。

七、寄生虫

由于世界性旅游事业的不断发展,交通发达,既往认为只见于某些地区的寄生虫病,现在在世界各地都可出现。因此,各种寄生虫的感染率都可增加。

1. 阿米巴滋养体和包囊

肠道中的寄生虫主要是原虫滋养体及其包囊。

2. 蓝氏贾第鞭毛虫

这种蠕虫寄生在人类十二指肠和空肠的上部,可以进入胆管引起感染。蓝氏贾第鞭毛虫的外观看起来像一个半梨形的切口,在其平面轴和4个鞭毛上看到的细胞核。当此虫引起小肠性腹泻时,可在大便中找到其滋养体(正常成形粪便中只能找到其包囊)。

八、虫卵

大便中可以见到的虫卵主要是蛔虫卵、钩虫卵、鞭虫卵、蛲虫卵、华支睾吸虫卵、姜片虫卵、牛肉绦虫卵、绦虫卵等,除采用直接涂片观察法外,还可用厚涂片法、自然清水沉淀法和饱和盐水漂浮等方法。

1. 厚涂片法

取粪便约半个黄豆大,在玻片上涂成厚的粪膜。在粪膜将干时加油(食用油、液状石蜡或甘油均可)数滴,使其透明后镜检,检出率较薄片法高10% ~15%。但有时虫卵易变形,不易辨认。

2. 浓集法

有自然清水沉淀法和饱和盐水漂浮法两种:①自然清水沉淀法:利用虫卵的比重大于水的原理,使虫卵下沉水底,吸取沉淀物检查。本法适用于各种虫卵及包囊检查。取粪便5~10 g,先用水调成糊状,再用两层纱布过滤于30~50 mL 尖底量杯内。加满水,静置20 min 后,小心倒去清液,必要时再换水1~2 次,以除去比重小的漂浮物,取沉淀镜检。②饱和盐水漂浮法:在一小瓶内,加少量饱和盐水(粗食盐400 g 加水1 000 mL 煮沸,冷却后取上清液),用竹签将粪便调成糊状,并将大块粪便挑去。加饱和盐水至满,瓶口盖上玻片,静置15 min。小心翻转玻片镜检。在饱和盐水中,有些虫卵因比重较低而浮集于溶液表面,因而达到浓集虫卵的效果。

第五章　免疫学检验

第一节　肿瘤免疫检验

一、肿瘤与肿瘤免疫

肿瘤是机体在各种致癌因素的作用下,组织细胞的某些生长调控基因发生突变或者异常表达,导致细胞恶性增生而形成的新生物,也称赘生物(neoplasm)。

肿瘤免疫学是研究肿瘤抗原及其免疫原性、机体的免疫功能与肿瘤发生、发展的关系以及肿瘤免疫学诊断和防治的一门科学。肿瘤免疫学检验旨在通过免疫学方法进行肿瘤的辅助诊断、疗效观察和预后评估。

二、肿瘤抗原

尽管肿瘤细胞来源于宿主自身,但基于肿瘤能激发免疫应答的现象,直到 20 世纪 50 年代,科学家们通过近交系小鼠之间肿瘤移植的实验研究才初次证明了由化学致癌剂甲基胆蒽诱导小鼠发生肉瘤所表达的移植排斥抗原具有肿瘤特异性。随后发现理化因素和生物因素诱导的肿瘤也存在肿瘤抗原。

肿瘤抗原有多种分类方法,目前被普遍接受的分类是根据肿瘤抗原的特异性进行分类。

(一)肿瘤特异性抗原

肿瘤特异性抗原(TSA)大多为突变基因的产物,目前已应用单克隆抗体在人类黑色素瘤、乳腺癌、结肠癌等肿瘤细胞表面检测出 TSA。

1. 理化致癌因素诱发的肿瘤抗原

机体受到化学致癌剂(如甲基胆蒽、氨基偶氮染料、二乙基亚硝胺等)或物理致癌因素(如紫外线、X 射线和放射性粉尘等)作用,均可导致某些基因发生突变、染色体断裂和异常重排,从而使细胞表达新抗原。此类肿瘤抗原特异性强,但免疫原性弱,常表现出明显的异质性,其在同一宿主的不同部位所诱发的肿瘤,其肿瘤抗原特异性和免疫原性也有差异。

由于化学和物理因素主要是随机诱导正常基因的点突变,所以每个肿瘤的抗原之间很少出现交叉反应,因此很难用免疫学技术诊断和治疗此类肿瘤。但人类很少暴露于这种强化学、物理的诱发环境中,因此,大多数人类肿瘤抗原不属于此类。

2. 病毒诱发的肿瘤抗原

大量的动物实验和对人类肿瘤的研究已证实病毒感染与人类肿瘤的发生有密切关系。例如属于 DNA 病毒的 EB 病毒与 Burkitt 淋巴瘤及鼻咽癌的发生有关;属于 RNA 病毒或逆转录病毒的 I 型和 II 型人类嗜 T 细胞白血病病毒(HTLV-I/II)与成人 T 细胞白血病有关。

由病毒诱发的肿瘤抗原无种系、个体和器官特异性,但有病毒特异性及较强的免疫原性。即由同一病毒诱发的肿瘤,不论其动物种属及组织来源如何,均表达相同的肿瘤抗原,因此,当小鼠接种某一病毒诱发的已灭活的肿瘤细胞后,就能够排斥所有由该病毒诱发的肿瘤细胞的攻击。同样,将免疫小鼠的淋巴细胞转移至同品系的另一只小鼠体内,后者也能够排斥由该病毒诱发的肿瘤。

3. 基因突变产生的肿瘤抗原

自发性肿瘤表达的抗原大部分可能为突变基因的产物。在不同致癌因素和特定条件作用下,原癌基因可被激活,抑癌基因可发生突变,由此可导致正常细胞癌变。

(二)肿瘤相关抗原

1. 胚胎抗原

胚胎抗原(fetal antigen)在胚胎发育过程中由胚胎组织自然产生,在胚胎后期减少,出生后逐渐消失。当细胞发生恶性转化时,相应的编码基因可被激活而重新表达,出现在肿瘤细胞表面或分泌在血液中。目前在人类组织中已发现多种胚胎抗原,其中研究较深入的有甲胎蛋白(alpha fetoprotein,AFP)、癌胚抗原(carcinoembryonic antigen,CEA)等。

2. 分化抗原

分化抗原(differentiation antigen)又称组织特异性抗原(tissue-specific antigen),是组织细胞在分化、发育的不同阶段表达或消失的抗原,如表达前 B 细胞标志 CD10 的淋巴瘤来源于 B 细胞系,表达免疫球蛋白的肿瘤是成熟 B 细胞肿瘤的标志,用 T 细胞亚群单克隆抗体可对 T 细胞白血病、淋巴瘤进行分型。有些特征性分化抗原在肿瘤细胞中可过度表达,如人表皮生长因子受体-2 在一些乳腺癌、卵巢癌及其他腺癌中过度表达,目前正在进行将其作为靶抗原用于临床治疗的可行性研究。

三、机体抗肿瘤的免疫机制及肿瘤免疫逃逸机制

(一)抗肿瘤机体的免疫机制

抗肿瘤免疫机制包括适应性和固有两方面。对于大多数免疫原性强的肿瘤,免疫反应在肿瘤预防中起着重要作用,其中 T 细胞介导的细胞免疫发挥主导作用,并与体液免疫相互调节,协同杀伤肿瘤细胞。

1. T 细胞介导的抗肿瘤免疫效应

T 细胞介导的免疫应答在抑制具有免疫原性肿瘤细胞的生长中起重要的作用。肿瘤抗原在体内主要诱发两类 T 细胞亚群发生反应:一类是 MHC-Ⅱ类抗原限制性的 CD4+ T 细胞;另一类是 MHC-Ⅰ类抗原限制的 CD8+ T 细胞。此外,$\gamma\delta^+$ T 细胞也参与杀伤肿瘤细胞。

(1)CD4+ T 细胞。肿瘤抗原或抗原肽由 APC 表面的 MHC-Ⅱ类分子提呈给 CD4+ T 细胞,激活的 CD4+ T 细胞可通过以下几个方面发挥抗肿瘤作用:①分泌多种细胞因子如 IL-2 等激活 CD8+ T 细胞、NK 细胞、巨噬细胞等,增强效应细胞杀伤作用。②促进 B 细胞增殖、分化,产生抗体。③释放 IFN-γ、TNF 等促进肿瘤细胞表面 MHC-Ⅰ类分子的表达,提高肿瘤细胞对细胞毒性 T 细胞(cytotoxic T lymphocyte,CTL)的敏感性。

(2)CD8+ T 细胞。CD8+ T 细胞可通过识别肿瘤细胞表面的 MHC-Ⅰ类分子-肿瘤抗原肽复合物而被激活,并在 CD4+ T 细胞产生的一些辅助因子的协同作用下分化发育为具有特异性杀伤活性的 CD8+ CTL,是机体抗肿瘤免疫的主要效应细胞。其杀伤机制如下。①释放穿孔素(perforin)和颗粒酶(granzyme)。穿孔素插入靶细胞膜上,并使其形成通道,而颗粒酶经穿孔

素在靶细胞膜上形成的孔道进入胞内后,可使 DNA 断裂,引起程序性细胞死亡(progra mmed cell death,PCD)。②表达凋亡相关因子配体(Fas 配体):CTL 激活后表达 FasL,可与靶细胞表面的 Fas 分子结合,启动肿瘤细胞的死亡信号转导途径,活化靶细胞内的 DNA 降解酶,引起靶细胞凋亡。

2. B 细胞介导的抗肿瘤免疫效应

肿瘤患者血清中存在着能与肿瘤细胞反应的抗体,提示机体对肿瘤存在体液免疫应答。抗体介导的抗肿瘤机制如下。①细胞毒作用:通过活化补体和依赖抗体的细胞毒性(ADCC)效应杀伤肿瘤细胞。②黏附抑制:这种反应可以与肿瘤细胞结合,抑制肿瘤细胞表面黏附分子与血管内皮细胞的相互作用,从而抑制肿瘤细胞的黏附、生长和转移。③免疫调节:肿瘤反应和吞噬细胞表面 $FC\gamma R$ 结合,增强肿瘤吞噬细胞的吞噬作用。

3. 固有抗肿瘤免疫效应

(1)NK 细胞介导的抗肿瘤免疫效应。NK 细胞是淋巴细胞分化谱系中的一个特殊亚群,细胞表面表达 CD16 和 CD56 分子。NK 细胞不依赖抗体或补体,无须预先活化,在早期抗肿瘤免疫机制中起重要作用。其杀伤靶细胞的可能机制:①释放穿孔素和颗粒酶,引起肿瘤细胞坏死或凋亡。②释放 NK 细胞毒因子(NK cytoxicity factor,NKCF)和 TNF 等可溶性介质,通过与肿瘤细胞表面相应受体结合而杀伤肿瘤细胞。③释放 IL-1、IL-2 和 IFN-γ 等细胞因子,加强或扩大其抗瘤作用。

(2)巨噬细胞介导的抗肿瘤免疫效应。根据表型和功能将巨噬细胞分为 M1 和 M2 巨噬细胞。M1 巨噬细胞具有促炎症、抗感染、抗肿瘤作用。M1 巨噬细胞抗肿瘤作用表现为高效提呈抗原,大量产生促炎症细胞因子 IL-12、IL-23,强力活化或极化 Th1 和 CTL 应答;吞噬肿瘤细胞,发挥细胞毒性作用;大量产生和释放活性氧(NO、ROI)、TNF-α 等杀伤肿瘤;表达调理性受体 CD16,介导 ADCC。

(3)γδ⁺T 细胞介导的抗肿瘤免疫效应。γδ⁺T 细胞主要分布于全身上皮组织,发挥抗肿瘤作用。此外,在 IL-2 作用下,γδ⁺T 细胞也可以肿瘤浸润淋巴细胞(tumor infiltrating lymphocyte,TIL)或淋巴因子激活的杀伤细胞(lymphokine-activated killer cell,LAK cell)的形式杀伤肿瘤细胞。

(二)肿瘤免疫逃逸机制

机体的免疫系统具有清除突变细胞、维持内环境稳定的免疫监视功能,但肿瘤细胞也会通过突变等改变力图逃避免疫系统的攻击,其通过不断改变重塑自身特点来逃逸免疫监视的过程称为肿瘤免疫编辑,肿瘤细胞一旦具备了抵抗免疫系统清除的能力,就有可能发展为具有临床表现的肿瘤。肿瘤的免疫逃逸机制非常复杂,涉及肿瘤细胞自身和肿瘤生长的微环境等多个方面。

1.肿瘤细胞的抗原缺失和抗原调变

TSA 大多为突变基因的产物,其与正常蛋白质差异很小,甚至仅有个别氨基酸不同,故免疫原性较弱;肿瘤细胞虽能表达各种肿瘤相关抗原(TAA),但表达量并不高,故肿瘤生长早期难以激发机体产生有效的抗肿瘤免疫应答;此外,宿主对肿瘤抗原的免疫反应也可能导致肿瘤细胞表面抗原的减少或丢失,从而逃避免疫系统的识别和攻击,这种现象称为抗原调变(antigen modulation)。

2.肿瘤细胞 MHC-I 类分子表达水平下调

肿瘤细胞 MHC-I 类分子 α 链或 β_2 微球蛋白、抗原加工转运蛋白异常糖链糖蛋白(TAP)或蛋白酶体的某些亚单位(如低分子量多肽)合成减少或突变,均可导致 MHC-I 类分子表达水平低下或缺失,致使肿瘤细胞不能有效地提呈肿瘤抗原,难以诱发 CD8+ CTL 的杀伤效应。

3.肿瘤细胞表面"封闭"

肿瘤患者血清中存在封闭因子(blocking factor)。①封闭抗体(blocking antibody):可封闭肿瘤细胞表面抗原。②可溶性肿瘤抗原:可封闭效应细胞表面的抗原受体。③肿瘤抗原抗体复合物:既可通过其抗原部分封闭效应细胞表面抗原受体,又可通过抗体封闭肿瘤细胞表面抗原。

4.肿瘤细胞缺乏协同刺激信号

T 细胞是机体抗肿瘤免疫的核心执行者,其活化不但需要抗原提呈第一信号,同时还需要协同刺激分子提供的第二信号。某些肿瘤细胞可以表达肿瘤抗原(可提供 T 细胞活化第一信号),但通常不表达 T 细胞活化所需的 CD80 和 CD86 等共刺激分子,因而不能为 T 细胞活化提供足够的第二信号而无法诱发抗肿瘤免疫应答。

5.肿瘤细胞表达免疫抑制因子

研究发现,肿瘤细胞可以表达某些分子,通过与相应的受体或配体作用于免疫细胞,下调、抑制免疫细胞的功能,如近年来兴起的免疫检查点(immune checkpoint)分子(PD-1L、galectin-9、CD47、CD24 等),通过 PD-1L-

PD-1、免疫球蛋白黏蛋白分子3(immunoglobulin mucin-3,TIM-3)、α 信号调节蛋白(signal regulatory protein alpha,SIRPα)、唾液酸结合免疫球蛋白样凝集素-10(sialic acid binding Ig-like lectin 10,Siglec-10)等途径负向调控免疫细胞的功能。

6.肿瘤微环境抑制免疫应答

由肿瘤细胞、基质细胞和胞外基质组成的肿瘤微环境可以驯化许多免疫细胞,改变其表型和功能。例如,肿瘤相关巨噬细胞(tumor-associated macrophage,TAM)就是微环境中的巨噬细胞在局部 IL-4、IL-10、TGF-β、IL-6、IL-13 等作用下,极化成为的 M2 巨噬细胞。表现如下:抗原提呈能力极低或缺如,不能启动细胞免疫应答;分泌 CCL17、CCL18 和 CCL22,招募缺乏细胞毒性的 T 细胞亚群(Th2、Treg 和初始 T 细胞);大量分泌 TGF-β、IL-10,抑制免疫应答;分泌生长因子(如 EGF、PDGF、TGF-β 等)、细胞因子(如 TNF-α、IL-1、IL-6 等)和水解性酶(如金属蛋白酶和纤溶酶原激活物),促进肿瘤生长、血管生成和转移;高表达精氨酸酶,消耗环境精氨酸,导致初始 T 细胞分化成熟受抑;诱导型一氧化氮合成酶(iNOS)表达和 ROI 产生受阻。

四、肿瘤标志物检测

(一)临床常用的肿瘤标志物

1.胚胎抗原类肿瘤标志物

(1)AFP。在胚胎期由卵黄囊和肝脏合成的一种血清糖蛋白,也称为甲胎蛋白,目前已知其至少有 3 种异质体(AFP-L1、AFP-L2、AFP-L3)。一般孕 4 周后即可在胎儿血清中检测到,4~5 个月胎儿血清中 AFP 水平最高,以后随着胎龄增长而逐渐下降,出生后至 1 周岁下降至正常成人水平。

AFP 含量升高常见于以下几种疾病。①原发性肝癌:AFP 是目前公认的原发性肝癌早期诊断的主要标志物,约 70% 的原发性肝癌患者血清 AFP 水平增高,常超过 300 ng/mL。②病毒性肝炎与肝硬化:是原发性肝癌的高危人群,患者血清中 AFP 水平可有不同程度的升高,但一般低于300 ng/mL,多在 100 ng/mL 以下。③生殖恶性肿瘤:晚期癌症和畸胎瘤患者甲胎蛋白升高。

AFP 测定结合肝脏超声可用于对原发性肝癌高危人群的筛查,有助于早期发现肝细胞癌。特别是 AFP-L3 与癌细胞的门静脉侵犯相关,被认为有可能成为比 AFP 更好的预后标志物。

（2）癌胚抗原（carcinoembryonic antigen,CEA）。一种结构复杂的可溶性糖蛋白,最初发现于成人结肠癌组织中,CEA 上升多出现在:①消化道恶性肿瘤、肺癌、乳腺癌等,患者血清 CEA 水平升高,多大于 20 ng/mL。②血清 CEA 在肠息肉、结肠炎、肝炎、结核病、胰腺炎等疾病中也可能不同程度地升高,但一般小于 20 ng/mL。③部分长期吸烟者 CEA 水平超过 5 ng/mL。

CEA 是一种广谱的肿瘤标志物,其单一水平的升高难以诊断恶性肿瘤。如在结直肠癌早期无症状人群中的检出率较低,一般不用于结直肠癌的筛查,但对结直肠癌患者的病情监测和疗效评价等有重要的参考价值。

2. 糖链抗原类肿瘤标志物

（1）CA125。CA125 是 1981 年由 Bast 制备出的针对卵巢腺癌细胞系的单克隆抗体 OC125 所识别的一种卵巢癌相关抗原,在临床上可联合阴道盆腔超声用于卵巢癌的辅助诊断,同时也是卵巢癌患者手术切除、化学治疗后疗效观察的指标。但在乳腺癌、肺癌、胃癌等非卵巢恶性肿瘤及子宫内膜异位症、卵巢囊肿、盆腔炎等良性妇科疾病中都可有不同程度的升高,诊断时应注意鉴别。

（2）CA19-9。CA19-9 是 1979 年由 Koprowski 将人的结肠癌细胞株 SW1116 细胞表面分离出的单唾液酸神经节苷脂作为抗原,制备出的单克隆抗体 1116-NS-19-1 所识别的胃肠癌相关抗原,有较大的临床应用价值。

（3）CA15-3。一种乳腺癌相关抗原,是诊断转移性乳腺癌的首选指标。1997 年被美国 FDA 批准作为 Ⅱ/Ⅲ 期乳腺癌复发的监测指标,当 CA15-3 水平比原来升高 25% 时,预示病情进展或恶化。

3. 酶类肿瘤标志物

（1）前列腺特异性抗原（PSA）。PSA 在血清中有两种存在形式:80% 左右的 PSA 以各种结合形式（与 α_1 抗胰蛋白酶、α_2 巨球蛋白等结合）存在,称为复合 PSA（c-PSA）;大约 20% 的 PSA 以一种称为游离 PSA（f-PSA）的低效形式存在。临床上测定的总 PSA（t-PSA）包括 c-PSA 和 f-PSA。

血清 PSA 水平升高见于:前列腺癌,约 75% 的前列腺癌患者血清 PSA 水平升高,t-PSA 水平>10 ng/mL,但仍有 25% 已确诊的前列腺癌患者血清 PSA 水平正常。前列腺癌根治术后 PSA 水平应降至正常,若水平不降或下降后再次升高至超过 10 ng/mL,则高度警惕肿瘤复发或转移。

为提高 PSA 对前列腺良性增生和前列腺癌的鉴别诊断价值,当直肠指诊异常或血清 t-PSA 水平≥4.0 ng/mL 时应进行前列腺穿刺活检;当 t-PSA 水平为 4～10 ng/mL 时,需进行 f-PSA 测定并计算 f-PSA/t-PSA 值。

(2)神经元特异性烯醇化酶(neuron specific enolase,NSE)。目前认为它是小细胞肺癌(small cell lung cancer,SCLC)和神经母细胞瘤的肿瘤标志物。

血清中 NSE 水平升高常见于如下几种疾病。①小细胞肺癌:NSE 是 SCLC 的首选标志物,其检出阳性率可高达 65%～100%。可用于鉴别诊断非小细胞肺癌(non-small cell lung cancer,NSCLC)及观察放射治疗和化学治疗治疗小细胞肺癌的疗效。②神经母细胞瘤:神母细胞瘤患者的 NSE 水平显著升高,而肾母细胞癌患者不明显。③神经内分泌肿瘤:特异性显著增加,如嗜铬细胞瘤、髓样癌症、胰岛细胞瘤、视网膜母细胞瘤和黑色素瘤,血清 NSE 也可升高。

(3)α-L-岩藻糖苷酶(α-L-fucosidase,AFU)。AFU 主要参与含岩藻基的各种糖脂、糖蛋白和寡糖等物质的分解代谢。此后多年的研究表明,AFU 测定有助于原发性肝细胞癌的辅助诊断、疗效观察及术后随访,是原发性肝细胞癌的新标志物。

AFU 水平升高常见于如下几种疾病。①原发性肝癌:患者血清 AFU 显著升高,AFP 阴性的癌症患者 AFU 水平也升高。由于 AFU 水平与 AFP 浓度无相关性,特别是轻度癌症患者,AFU 高于 AFP。因此,两者结合对原发性癌症的诊断有显著影响。②胆管癌:患者血清 AFU 的水平显著增高。血清 AFU 的水平与胆管癌有着密切关系,是一项有价值的胆管癌诊断指标。③其他恶性肿瘤:如结肠癌、子宫癌、乳腺癌、肺癌等患者的 AFU 水平也可见升高。④妊娠:孕妇血清 AFU 水平增加,分娩完成后可降低。

4. 激素类肿瘤标志物

(1)人绒毛膜促性腺激素(human chorionic gonadotropin,HCG)。HCG 是胎盘滋养层细胞分泌的一种糖蛋白激素,分子质量约为 45 kD。它是由 α 和 β 两个亚单位组成,但 α-亚单位的组成和结构与黄体生成素(LH)、促卵泡生成素(FSH)有一定程度的相似性,β-亚单位是 HCG 所特异的。HCG 在受孕后 10～14 d 开始分泌,60～70 d 达到高峰。HCG 检测是监测早孕的重要指标。

(2)降钙素(CT)。主要由甲状腺滤泡旁细胞即 C 细胞分泌的多肽激素,由 32 个氨基酸组成,分子量为 3.5 kD,其主要生理功能是通过抑制骨钙的释放和肠道对钙磷的吸收,促进肾脏对钙的排泄,使血钙水平降低。降钙素的释放受血浆钙离子浓度的调节,高血钙促进其分泌,低血钙抑制其分泌。

降钙素水平升高见于:①甲状腺髓样癌,也可见于小细胞肺癌、胰腺癌、子宫癌、乳腺癌和前列腺癌等;②甲状腺细胞良性腺瘤;③急性或慢性肾功能衰竭。

降钙素水平降低见于:①重度甲状腺功能亢进症;②甲状腺发育不全等。

由于降钙素的半衰期较短(血浆半衰期为 1 h),标本采集冷冻后,进行保存使用。

(二)肿瘤标志物检测的临床应用

1. 检测方法及影响因素

肿瘤标志物检测的方法很多,如用生物化学比色法测定 γGT、AFU等,用流式细胞术测定肿瘤细胞表面分化抗原,用分子生物学技术测定原癌基因和抑癌基因表达的蛋白质。其中化学发光免疫分析技术因灵敏度高、自动化程度强、方便快捷而成为临床上肿瘤标志物检测的主流方法。近年来出现的生物芯片分析系统虽然具有高通量、检测时间短等优点,但方法仍需进一步的完善和成熟。目前肿瘤标志物中仅有甲胎蛋白(AFP)、癌胚抗原(CEA)、前列腺特异性抗原(PSA)、HCG 有国际标准品,临床广泛应用的糖链抗原系列肿瘤标志物至今无国际标准。因此肿瘤标志物检测的质量控制非常重要,是保证肿瘤标志物测定准确性的前提。

(1)分析前影响因素

1)标本采集:肿瘤标志物测定标本多用血清,除了少数酶类标志物外,大多数肿瘤标志物无明显昼夜差异,因此可在一天中任何时候采集标本。但应该注意:①某些临床诊疗会影响测定结果,如前列腺按摩、穿刺、导尿和直肠镜检查后,短时期内患者血清中 PSA 水平可升高,故采血前 7 ~ 10 d 应避免上述检查。②检测 β-HCG 时,应在申请单中注明是否使用激素类药物等。③红细胞和血小板中含大量的 NSE,故溶血标本对 NSE 测定结果影响很大,采集时应避免溶血。④胆道堵塞、胆汁淤积可造成血中癌胚抗原、碱性磷酸酶、谷氨酰转肽酶等浓度升高。肾功能不良时,细胞角蛋白19 片段、人附睾蛋白4、鳞状细胞癌抗原和甲胎蛋白等水平均可升高。⑤尚需考虑生物学因素对肿瘤标志物检测的影响,如 PSA、HE4 测定值可随年龄增长而升高,绝经期妇女 HE4 水平可明显升高。

2)标本保存:血液标本采集后应及时离心测定,采血后若无法及时测定,应保存于 2～8 ℃冰箱或低温保存,保存过程中应防止反复冻融。

（2）分析中影响因素

1）测定方法和试剂的影响:自动化仪器测定重复性好、误差小,而手工操作重复性差、误差较大。不同厂家的试剂盒因使用的单克隆抗体所针对的抗原表位不同也可导致测定结果存在差异。因此,应建立肿瘤标志物的标准化检测方法,以保证不同实验室间检测结果的一致性。

2）携带污染（carry-over）对检测结果的影响:携带污染是指测定项目的试剂或样品的残留部分对后续标本测定结果的影响,特别要注意紧随在高浓度标本后的标本孔的测定值。因此当遇到检测结果有连续偏高现象时,应对后面标本进行复检,以判断是否是携带污染所致。

3）"钩状效应"对检测结果的影响:抗原抗体反应遵循一定的量比关系,在进行高浓度标本测定时,免疫复合物形成的量随着标本浓度的增加反而减少,使反应信号弱化,出现后带现象,即"钩状效应"。此时,信号-剂量（浓度）曲线呈钩状现象,出现假性低值,测出的结果必然不准确。要消除这种干扰,需对高浓度标本进行适当稀释后重新测定。

（3）分析后影响因素

1）参考范围的有效性:目前临床使用的肿瘤标志物参考范围大多是国外文献报道的。血液、尿液、胸膜和腹水等不同的物质模式是不同的。因此,对于不同的地区、人群、方法、试剂、仪器和标准,有必要开发它们自己的应用范围。

2）患者基础值的变化:治疗前、治疗中和治疗后不同阶段的肿瘤标志物分析非常重要,特别应注意患者肿瘤标志物基础测定值的变化。

3）测定结果上升或下降25%的意义:在排除了测试引起的错误后,结果浮动25%的确诊患者具有诊断价值,尤其是对于高浮动样本需要重新检查。

4）加强与临床的沟通:实验室应编写肿瘤标志物标本采集等注意事项的宣传资料,并提出肿瘤标志物检测的合适频率、合理组合等供临床参考。

2. 临床应用

肿瘤标志物诊断的目的是为肿瘤的早期诊断和治疗提供依据。因此,最好的肿瘤标志物应该具有很强的特异性和高灵敏度。

敏感性和特异性往往是矛盾的。增加灵敏度往往会降低特异性,这意味着增加肿瘤的检出率,也增加了肿瘤的假检出率;相反,特异性的增加通常会降低灵敏度,从而提高肿瘤诊断的准确性,降低肿瘤的检出率。换句话说,这种诊断不能让患者得到早期治疗的时间。现有的肿瘤标志物尚未有一种能达到特异性强且灵敏度高的理想要求,因此现有的肿瘤标志物在临床上对肿瘤的早期筛查价值有限,更多地用于协助肿瘤的诊断、临床疗效、随访和预后分析。

(1)肿瘤的辅助诊断。肿瘤标志物可用于肿瘤的辅助诊断。如对病毒性肝炎等高危人群进行 AFP 检测,结合超声诊断可辅助发现原发性肝癌;CA125 结合阴道超声可作为高危女性卵巢癌早期诊断的指标。

(2)肿瘤的疗效观察。肿瘤标志物的水平监测是判断手术、化学治疗和放射治疗是否有效的重要手段。治疗后若肿瘤标志物下降至正常或治疗前水平的95%即认为治疗成功,若手术后肿瘤标志物水平未如期下降,则预示着手术未能成功切除肿瘤。

(3)肿瘤的复发监测。动态测定肿瘤标志物是监测肿瘤复发和转移的重要指标。当患者经手术、放射治疗、化学治疗后,血清肿瘤标志物已下降至正常水平,一段时间后,检查过程发现进展,主要显示癌症或转移。如 CEA 被推荐为结直肠癌肝转移、乳腺癌骨和肺转移的监测指标。一般建议,需要动态监测肿瘤标志物的浮动情况,如发现肿瘤标志物水平升高(高于首次值25%),应在 2~4 周后再测定 1 次,连续 2 次升高者,提示有复发或转移。

(4)肿瘤标志物的联合应用。常用肿瘤标志物的组合见表5-1。

表5-1　常用肿瘤标志物联合检测的临床应用

肿瘤类型	常用联合检测项目
肺癌	NSE、CYFRA21-1、SCCA、CEA
肝癌	AFP、AFP-L3、PIVKA II、GP73
乳腺癌	CA15-3、CA549、CEA
卵巢癌	CA125、HE4
睾丸肿瘤	AFP、HCG
宫颈癌	SCCA、CA125、CEA
胃癌	CA72-4、CA19-9、CEA
前列腺癌	t-PSA、f-PSA、f-PAP/t-PSA
结肠直肠癌	CEA、CA19-9、CA242
胰腺癌	CA19-9、CEA

五、病例分析

(一)食管癌新辅助放射治疗、化学治疗后手术治疗,营养不良

1.病史简介

患者,男,63 岁。因"进行性吞咽困难、胸骨后疼痛不适 4 个月"入院。患者自 4 个月前出现胸骨后隐痛、不适,同时出现进食哽噎感,开始在进固体食物时出现,随后进食半流质时也出现哽噎感,目前仅能进流质饮食。行上消化道造影检查示食管中下段狭窄性病变,拟诊为"食管癌"。近 1 个月来患者出现明显厌食表现,进食量明显减少,自觉乏力,易疲劳,活动力下降。近 3 个月来体重下降 8 kg。患者既往有多年的高血压病史,长期吸烟史。

患者既往有多年的高血压病史,每日早晨口服氨氯地平 1 粒(5 mg/粒),平时血压波动在(120~140)/(80~90) mmHg 范围内,长期吸烟史,否认慢性阻塞性肺疾病、心脏病等其他慢性病史,否认手术外伤史及输血史。

2.体格检查及辅助检查

体温 36.6 ℃,脉搏 66 次/min,呼吸 16 次/min,血压 180/100 mmHg,体重 54 kg,身高 176 cm。神志清楚,消瘦,营养较差,全身皮肤无黄染,无肝掌、蜘蛛痣。全身浅表淋巴结无肿大,巩膜无黄染,胸廓无畸形,双肺呼吸音清,未闻及干、湿啰音。心前区无隆起,心界不大,心率 66 次/min,律齐,各瓣膜区未闻及病理性杂音。腹部平软,全腹未触及包块,全腹无压痛、反跳痛,肝、脾肋下未触及,叩诊鼓音,移动性浊音阴性,肠鸣音 3 次/min,肛门无特殊,直肠指检未触及肿块。双下肢无水肿,双侧足背动脉搏动可。四肢脊柱无畸形,活动自如,神经系统检查无异常体征。

实验室检查:红细胞 4.08×10^{12}/L;血红蛋白 110 g/L;白细胞 5.91×10^9/L;血小板 214×10^9/L;总胆红素 11.2 μmol/L;直接胆红素 3.7 μmol/L;总蛋白 59 g/L;白蛋白 29 g/L;前白蛋白 0.12 g/L;谷丙转氨酶 32 U/L;谷草转氨酶 29 U/L;尿素 5.0 mmol/L;肌酐 64 μmol/L;尿酸 313 μmol/L;葡萄糖 6.3 mmol/L;总胆固醇 6.92 mmol/L;甘油三酯 2.77 mmol/L;钠 146 mmol/L;钾 3.7 mmol/L;氯 101 mmol/L;钙 2.25 mmol/L;无机磷 1.30 mmol/L;镁 0.93 mmol/L。

食管吞钡摄片:食管中段见长约 6 cm 充盈缺损,局部管腔狭窄,黏膜纹

破坏,余食管未见其他异常,提示食管中下段癌。

3. 入院诊断

食管癌。

4. 治疗经过

患者入院后完善相关检查,PET-CT 提示食管胸中下段 MT、纵隔胸廓入口气管右侧旁及肝胃间隙淋巴转移,病变食管周围淋巴结炎可能,转移不除外,请结合临床。胃镜检查:食管距门齿 26～31 cm 见一隆起性病灶,表面溃烂,管腔僵硬,蠕动差,胃镜可通过。齿状线清晰,40 cm 过贲门,黏液湖稍混。高位倒转胃底贲门无异常;胃体黏膜稍充血,胃角光滑无溃疡;胃窦部充血水肿,蠕动正常,见散在点片状糜烂灶;幽门口圆,开闭好。十二指肠球部无溃疡、无畸形,降部伸入未见异常。取多点活检,病理为食管鳞癌。考虑到患者病灶范围较广,决定进行综合治疗,先行食管病变局部放射治疗以缩小局部病灶,增加手术切除可能性,同时接受新辅助化学治疗以减少转移发生率。鉴于患者病程较长,发病以来体重下降>10%,营养风险筛查评分为 4 分,体重指数(body mass index,BMI)17.4 kg/m^2,低蛋白血症,存在中、重度营养不良。目前该患者无法正常进食或通过口服摄入足量的营养物质,同时该患者需要接受大剂量放射治疗、化学治疗,不可避免会产生各种不良反应,影响患者的营养状况,因此存在明确的营养支持指征。根据相关指南推荐,要维持肿瘤患者的营养状况和增加患者的体重,热量摄入量为104.64～125.57 kJ,蛋白质需要量为 1.5～2.0 g/kg,体液量为 1 500 mL/m^2,还要提供足量的矿物质、维生素和微量元素。因此,该患者所需的热量约为6 278.77 kJ,蛋白质约为 100 g/d,液体量约为 2 500 mL/d。营养科按照上述营养素的需要量进行配餐,但患者通过口服仅能摄入约 50% 能量、30% 蛋白质和 60% 液体量。鉴于此,嘱患者通过分次口服高能量密度(6.27 kJ/mL)的整蛋白型肠内营养制剂以补充不足部分的营养素。同时,患者开始接受为期 3 周的放射治疗,在治疗初期,患者无明显不良反应,营养物质的摄入量无明显影响,患者体重增加 1.5 kg。但是,在放射治疗第 2 周开始患者出现乏力、虚弱、食管反流、食欲减退、口腔溃疡,进食量明显下降,再次出现体重下降。考虑到患者消化道功能基本正常,因此首选的营养支持方式应为肠内途径。由于需要接受放射治疗,且有明显食管狭窄,无法通过内镜下放置鼻胃管/肠胃管,而且患者放射治疗后局部水肿等原因,出现明显的食管反流现象,存在潜在的反流、吸入性肺炎的危险。此时,除维持少量经口进食之外,不足的热量、蛋白质通过补充性肠外营养支持供给。放射治疗结束后该患者接受4个疗程的新辅助化学治疗。化学治疗期间患者出现明显的恶心、呕吐、腹泻症状,严重影响患者的进食量。复查胃镜示食管病灶较前退缩,在胃镜下放置鼻饲管进入十二指肠-空肠交界处,通过鼻饲管给予肠内营养支持,同时继续进行补充性肠外营养,以保证患者充足的营养底物摄入,患者顺利完成4次新辅助化学治疗。放射治疗、化学治疗结束后,复查CT发现患者食管病灶明显缩小,决定行食管癌根治性手术,患者转入外科。

经过术前常规准备后择期在全身麻醉下行食管癌根治术,手术过程顺利,术中放置空肠喂养管,手术后患者胃肠道功能恢复后通过空肠喂养管继续肠内喂养,输注速度从 25 mL/h 开始,每日递增 25 mL/h,逐渐增加至全量,患者胃肠道耐受性良好,术后 14 d 康复出院,嘱出院后继续通过空肠造瘘管进行家庭肠内喂养,以进一步改善患者的营养状况,门诊随访复查。

5. 讨论分析

本例患者因进行性吞咽困难、胸骨后疼痛不适 4 个月入院,发病开始时表现为胸骨后隐痛、不适,出现进食固体食物时哽噎感,症状逐渐加重,随后进食半流质时也出现哽噎感,入院时仅能进流质饮食,同时出现进食量减少、乏力、易疲劳、体力下降等症状,这是典型食管癌的临床表现。此外,本例患者病史中一个明显的特征是近 1 个月来出现明显厌食表现,患者不愿进食,导致患者自发病以来进食量明显下降、体重丢失>10%,出现严重的营养不良。

该患者入院后相关检查发现肿瘤病变范围较广,临床分期较晚,经讨论后建议先采用放射治疗和新辅助化学治疗等转化治疗,争取肿瘤降期,增加手术切除可能性及降低术后复发、转移发生率。

本例患者病程较长,发病以来体重下降>10%,BMI 17.4 kg/m²,低蛋白血症,存在中、重度营养不良。因此,患者入院后即进行营养支持,包括饮食指导、改善摄食、口服肠内营养补充等方式的营养支持。

(二)胰腺癌,胰十二指肠切除术后胰瘘,胃动力障碍

1. 病史简介

患者,男,63 岁。因"上腹部不适、乏力、纳差、消瘦 2 个月,皮肤、巩膜黄染 2 周"入院。患者 2 个月前无明显诱因下出现食欲减退,每日进食量减少,伴有消瘦。2 周前出现皮肤、巩膜黄染,腹部 CT 平扫提示胰头部占位。

患者自发病以来精神可,睡眠欠佳,无恶心、呕吐,无呕血、黑便,无发热,无胸闷、咳嗽及呼吸困难,大、小便无明显变化,入院前的 2 个月内体重下降 4 kg,近半个月以来进食量明显减少。

患者既往有高血压病史多年,不规则服药。否认其他慢性病史和传染病史,预防接种按时、按序,否认食物药物过敏史,否认手术外伤史及输血史。

2.体格检查及辅助检查

体温 36.8 ℃,脉搏 72 次/min,呼吸 12 次/min,血压 150/90 mmHg,体重 63 kg,身高 171 cm。神志清楚,营养中等,全身皮肤轻度黄染,无肝掌、蜘蛛痣。全身浅表淋巴结无肿大,巩膜黄染较明显,胸廓无畸形,双肺呼吸音清,未闻及干、湿啰音。心前区无隆起,心界不大,心率 72 次/min,律齐,各瓣膜区未闻及病理性杂音。腹部平软,右肋下可触及肿大的胆囊,余腹未触及肿块,无压痛、无肌紧张,肝、肾区无叩击痛,肠鸣音 3 次/min,移动性浊音阴性,双下肢无水肿,双侧足背动脉搏动可。肛门及生殖器未检,四肢脊柱无畸形,活动自如,神经系统检查未见明显异常。

实验室检查:红细胞 $3.81×10^{12}$/L;血红蛋白 118 g/L;血细胞比容 34.4%;白细胞 $8.30×10^9$/L;血小板 $331×10^9$/L;总胆红素 115.7 μmol/L;直接胆红素 87.8 μmol/L;总蛋白 60 g/L;白蛋白 30 g/L;前白蛋白 0.13 g/L;谷丙转氨酶 210 U/L;谷草转氨酶 129 U/L;碱性磷酸酶 787 U/L;尿素 6.1 mmol/L;肌酐 58 μmol/L;尿酸 212 μmol/L;葡萄糖 9.0 mmol/L;总胆固醇 3.53 mmol/L;甘油三酯 1.37 mmol/L;钠 140 mmol/L;钾 5.0 mmol/L;氯 102 mmol/L;钙 1.83 mmol/L;无机磷 1.75 mmol/L;镁 0.79 mmol/L。

腹部 CT:胰头及十二指肠降部内缘软组织密度结节影,胰头癌可能。

上腹部磁共振:十二指肠降部系膜缘-胰头占位,直径约 18 mm,考虑胰头来源肿瘤较十二指肠来源机会大,周围稍大淋巴结。

PET-CT:考虑为胰头肿瘤侵犯十二指肠降部可能,胰头旁淋巴结转移不除外。

3.入院诊断

胰头癌。

4.治疗经过

患者入院后完善各项常规检查,营养风险筛查评分为 4 分,近 2 个月体重下降>5%,存在中等程度营养不良,行常规术前准备的同时接受 7 d 的营养支持。能量目标量为104.64 kJ,蛋白质的摄入量为1.5 g/(kg·d),通过改善进食及分次口服肠内营养补充完成。在完成所有术前准备及术前营养支持后全身麻醉下择期手术,术中探查无腹水,肝脏、腹腔、大网膜未见转移。胰头可见一45 mm×35 mm肿块,活动度差,质地硬,未侵犯周围血管。遂行胰十二指肠切除术+腹膜后淋巴结清扫+胆囊切除,距曲氏韧带25 cm空肠放置空肠喂养管,在胆肠吻合口及胰肠吻合口旁各放置一根引流管。手术经过顺利,术后患者回病房。

术后第1天,患者生命体征平稳,神清、气平,晨体温37.2 ℃,无腹痛、腹胀,无恶心、呕吐,无肛门排气排便。腹平软,全腹无压痛、反跳痛,切口外敷料干洁,切口无红肿渗出,胃管引流300 mL,两根腹腔分别引流132 mL和150 mL淡血性液体。通过空肠喂养管给予500 mL多肽类肠内营养液,应用输注泵按照50 mL/h速度输注,患者无明显不适症状,应用生长抑素,肠内营养补充不足的热量和蛋白质通过肠外营养提供,确保患者热量及蛋白质达到目标量,同时通过肠外营养补充维生素和微量元素。第2天将肠内营养液增至750 mL,按80 mL/h输注,无腹胀、腹痛、腹泻症状,腹腔引流通畅。术后第3天,患者晨体温38.2 ℃,自觉稍有气促,胃肠减压引流量600 mL,右侧腹腔引流出300 mL稍浑浊的引流液,测淀粉酶高,考虑存在胃动力障碍和胰瘘。鉴于患者一般情况稳定,腹腔引流通畅,保持引流通畅,肠内营养增至1 000 mL,患者肠功能已恢复,排气、排便5次,患者能下床活动。术后第4天将肠内营养增至全量1 500 mL,输注速度增至125 mL/h,停用肠外营养,患者右侧引流出100 mL含胆胰液的引流液,每天用少量生理盐水分次冲洗,患者体温渐趋平稳,停用生长抑素。术后第8天开始患者一般情况明显好转,右侧引流液减少,开放饮食,每日多次少量流质,维持全量的肠内营养支持。术后第17天,腹腔引流液减少至20 mL,拔除引流,局部换药,患者饮食量逐渐增加,减少经空肠的肠内喂养。术后第21天出院。

(三)胰腺癌放射治疗、化学治疗,营养不良

1.病史简介

患者,男,67岁。因"左上腹疼痛2个月"入院。患者自2个月前出现左上腹隐痛不适,伴左侧腰背部放射痛,疼痛呈持续性,夜间明显。同时伴乏力,食欲减退,皮肤无黄染,尿色无加深,无发热,无反酸、嗳气,无呕吐,无呕血、黑便、腹泻,腹部CT检查发现胰体尾占位,门诊以胰腺癌收治入院。患

者自发病以来进食量减少,体重下降 8 kg,大小便正常。

患者既往有高血压病史,没有规律用药。否认慢性阻塞性肺疾病、心脏病等其他慢性病史,否认传染病史,否认食物药物过敏史,否认手术外伤史及输血史。

2. 体格检查及辅助检查

体温 36.8 ℃,脉搏 76 次/min,呼吸 18 次/min,血压 136/80 mmHg,体重 65 kg,身高 177 cm。神志清楚,营养中等,全身皮肤无黄染,无肝掌、蜘蛛痣。全身浅表淋巴结无肿大,巩膜无黄染,胸廓无畸形,双肺呼吸音清,未闻及干湿啰音。心前区无隆起,心界不大,心率 76 次/min,律齐,各瓣膜区未闻及病理性杂音。腹部平软,全腹未触及包块,全腹无压痛、反跳痛,肝、脾肋下未触及,叩诊鼓音,移动性浊音阴性,肠鸣音 3 次/min,肛门无特殊,直肠指检未扪及肿块。双下肢无水肿,双侧足背动脉搏动可。四肢脊柱无畸形,活动自如,神经系统检查无异常体征。

实验室检查:红细胞 3.76×10^{12}/L;血红蛋白 118 g/L;白细胞 6.12×10^9/L;血小板 211×10^9/L;总胆红素 13.2 μmol/L;直接胆红素 3.9 μmol/L;总蛋白 63 g/L;白蛋白 32 g/L;前白蛋白 0.124/L;谷丙转氨酶 45 U/L;谷草转氨酶 33 U/L;碱性磷酸酶 62 U/L;γ-谷氨酰转移酶 56 U/L;尿素 5.5 mmol/L;肌酐 67 μmol/L;尿酸 238 μmol/L;葡萄糖 6.6 mmol/L;总胆固醇 5.23 mmol/L;甘油三酯 2.15 mmol/L;钠 140 mmol/L;钾 3.6 mmol/L;氯 100 mmol/L;钙 2.03 mmol/L;无机磷 1.47 mmol/L;镁 0.99 mmol/L。

腹部 CT:左上腹实质性低密度病灶占位,最大径为 11.3 cm×9.6 cm,增强后病灶强化,与脾脏分界不清。影像诊断:胰腺癌。

3. 入院诊断

胰体癌。

4. 治疗经过

患者入院后行常规检查,腹部 CT 检查,提示胰腺颈体部恶性肿瘤侵犯脾动静脉及腹腔干。进一步行上腹部磁共振检查,结论与 CT 检查一致。行超声胃镜检查,探得胰腺颈体部低回声占位,肿块横截面大小 5.4 cm×4.8 cm,肿块紧贴、包绕腹腔干、脾动脉及脾静脉,在超声引导下经胃壁行肿块穿刺活检。病理报告:胰腺导管腺癌,分化较差。

完善上述检查后组织胰腺多学科团队讨论,考虑胰腺颈体部导管腺癌,局部肿块较晚,肿瘤侵犯、包绕腹腔干及周围大血管,部分胃壁癌细胞浸润,手术无法切除或无法做到肿瘤 R_0 切除,如直接尝试手术切除,不仅手术难度高、风险大,且远期预后不佳。经过胰腺肿瘤多学科团队讨论,决定先行放射治疗、化学治疗及介入治疗等综合治疗,转入放射治疗科接受放射治疗、化学治疗,采用同步放射治疗、化学治疗的治疗方案。先行全身化学治疗,采用白蛋白、紫杉醇 125 mg/m^2,第 1、8、15 天,4 周,加吉西他滨 1 000 mg/m^2,第 1、8、15 天,4 周。两个疗程化学治疗后行立体定向体部放射治疗(stereotactic body radiation therapy,SBRT)计划:50 Gy/25 次。

(四)胃癌新辅助化学治疗后全胃切除,营养不良,癌性恶病质

1. 病史简介

患者,女,43 岁。因"上腹部不适 3 个月,呕血 1 d"入院。患者自 3 个月前无明显诱因下出现上腹部隐痛、不适、嗳气、反酸,服用"奥美拉唑、达喜"后症状好转。1 个月前上述症状再出现,且较前加重,同时患者出现明显厌食表现,进食量明显减少,自觉乏力,易疲劳,活动力下降。1 周前出现上腹部疼痛,进食哽咽感明显,在进固体食物时明显。1 d 前无明显诱因下出现呕血,色鲜红,约 100 mL,急诊胃镜检查示胃体上部巨大肿块,累及贲门口,肿块中间 3.5 cm×3.0 cm 溃疡,胃腔内较多积血,拟诊为"胃癌"。患者自发病以来精神状态较差,偶有数次黑便,小便正常,近 3 个月来体重下降十分明显,达 11 kg。

患者既往体健,否认糖尿病、慢性阻塞性肺疾病、心脏病等其他慢性病史,否认传染病史,否认手术外伤史及输血史。

2. 体格检查及辅助检查

体温 37.0 ℃,脉搏 72 次/min,呼吸 16 次/min,血压 110/60 mmHg,体重 36 kg,身高 160 cm。神志清楚,消瘦、恶病质貌,营养差,全身皮肤无黄染,无肝掌、蜘蛛痣。全身浅表淋巴结无肿大,巩膜无黄染,胸廓无畸形,双肺呼吸音清,未闻及干、湿啰音。心前区无隆起,心界不大,心率 72 次/min,律齐,各瓣膜区未闻及病理性杂音。舟状腹,全腹未触及包块,全腹无压痛、反跳痛,肝脾肋下未触及,叩诊鼓音,移动性浊音阴性,肠鸣音 3 次/min,肛门无特殊,直肠指检未触及肿块。双下肢无水肿,双侧足背动脉搏动可。四肢脊柱无畸形,活动自如,神经系统检查无异常体征。

实验室检查:红细胞 $3.03×10^{12}$/L;血红蛋白 76 g/L;白细胞 $5.35×10^9$/L;血小板 $210×10^9$/L;总胆红素 7.2 μmol/L;直接胆红素 3.0 μmol/L;总

蛋白 55 g/L;白蛋白 26 g/L;前白蛋白 0.07 g/L;谷丙转氨酶 27 U/L;谷草转氨酶 32 U/L;碱性磷酸酶 59 U/L;尿素 5.4 mmol/L;肌酐 62 μmol/L;尿酸 253 μmol/L;葡萄糖 5.3 mmol/L;总胆固醇 4.22 mmol/L;甘油三酯 1.75 mmol/L;钠 133 mmol/L;钾 3.2 mmol/L;氯 100 mmol/L;钙 1.75 mmol/L;无机磷 1.01 mmol/L;镁 0.73 mmol/L。

胃镜:胃体上部巨大肿块,累及贲门口,肿块中间 3.5 cm×3.0 cm 溃疡。

病理:(胃体)腺癌。

3.入院诊断

胃癌,营养不良,恶病质。

4.治疗经过

患者入院后完善相关检查,无呕血。复查胃镜检查示:食管下段黏膜粗糙隆起,贲门口狭窄,内镜勉强通过,高位倒转胃底贲门口环周见巨大黏膜隆起,表面溃疡,覆污苔,质地硬,活检易出血,胃体黏膜稍充血。胃镜诊断:胃底贲门癌。腹部盆腔增强 CT 检查示:胃底贲门恶性肿瘤,周围淋巴结肿大,盆腔多发种植转移可能。病理报告:(胃底)腺癌,分化Ⅱ级,Lauren 分型肠型。PET-CT 证实盆腔多发种植转移。考虑患者年纪较轻,以转化为目的,选择三药联合多西他赛+顺铂+氟尿嘧啶(mDCF 方案)方案,给予多西他赛、奥沙利铂及卡培他滨联合,应用 4 个疗程后行影像学评估,腹部 CT 示胃原发病灶及转移淋巴结均缩小,疗效评价为部分缓解(partial response,PR),继续原方案化学治疗 2 个周期,PET-CT 检查提示原来盆腔种植转移病灶消失,疗效持续 PR。治疗过程中,患者依从性良好,主要不良反应为 3 级白细胞下降和 2 级血小板下降,食欲减退和乏力。经 MDT 讨论,认为患者原发灶和转移灶效果显著,可考虑原发灶根治性切除,以期尽量延长患者总生存期。然而,由于患者发病初期病灶广泛,手术仍很难达到完全根治的目的,应充分告知。与患者充分沟通后,患者要求手术治疗。经过常规术前准备后剖腹探查:肝脏、腹腔及盆腔未见明显转移病灶,无腹水,择期行全胃切除,手术经过顺利,术后恢复良好。术后联合奥沙利铂+替吉奥(S-1)(SOX 方案)化学治疗 6 个周期,疗效评估疾病稳定(stable disease,SD)。

该患者发病以来体重下降十分明显,BMI 14.1 kg/m², 存在重度营养不良和恶病质,因此该患者除肿瘤治疗之外另一个重要的治疗措施是积极的营养支持。患者入院时我们即测定患者的机体组成,发现其骨骼肌及脂肪的含量明显低于同龄正常值,在肿瘤化学治疗开始前即给予足量的肠外营养及口服补充肠内营养支持。根据患者的实际情况,热量摄入量为125.57 kJ/kg,蛋白质需要量为 1.5 g/kg,同时提供足量的矿物质、维生素和微量元素。营养支持贯穿整个化学治疗周期及围手术期,由于保证了患者足够的营养底物摄入,在整个治疗过程中患者的体重得到有效的维持,营养状况没有因为大剂量化学治疗和随后的手术而出现恶化,保证患者顺利完成化学治疗、手术治疗计划。患者在手术时被放置空肠喂养管,手术后患者胃肠道功能恢复后通过空肠喂养管继续肠内喂养,患者胃肠道耐受性良好,出院后继续通过空肠造瘘管进行家庭肠内喂养,以进一步改善患者的营养状况。

手术后 17 个月后患者因腹胀、消瘦、食欲减退再次入院,CT 检查示腹盆腔积液,大网膜、肠系膜增厚,胃小弯侧、肠系膜多发肿大淋巴结,考虑肿瘤复发转移,与患者充分沟通后,采取紫杉醇静脉注射+口服 S-1 和阿帕替尼治疗,同时口服利尿剂,3 个周期治疗后,患者腹胀消失,CT 评估腹盆腔积液明显减少,大网膜、肠系膜增厚,胃小弯侧多发肿大淋巴结,疗效评估 PR。阿帕替尼作为国内首个自主研发的抗血管生成靶向药物,高度选择性竞争细胞内 VEGFR-2 的 ATP 结合位点,阻断下游信号转导,抑制肿瘤组织新血管生成,对于部分晚期胃癌患者具有延缓肿瘤生长、提高生活质量的效果,适用于既往至少接受过 2 种系统化学治疗后进展或复发的晚期胃腺癌。

(五)卵巢癌,慢性放射性肠损伤,反复不全性肠梗阻

1. 病史简介

患者,女,69 岁。因"反复腹痛、腹胀伴恶心、呕吐 5 个月"收住入院。患者 5 个月前无明显诱因下出现腹部疼痛、饱胀不适,疼痛无向他处放射,进食后明显,呈持续性,无进行性加重,无停止排便排气,无黑便,无发热、黄疸等不适,伴有恶心、嗳气、反酸及呕吐,呕吐为胃内容物,呕吐后腹痛、腹胀得到缓解,进食逐渐减少。患者 1 年前有卵巢恶性肿瘤术后放射治疗、化学治疗病史,当地医院就诊检查后考虑为不完全性肠梗阻、放射性肠损伤可能,给予禁食、抑酸护胃、肠外营养等对症支持治疗有所好转,但出院后上述症状反复发作,间断有腹泻发生,多次住院行内科保守治疗。半个月前患者上述症状进行性加重,有少量排气排便,呕吐更为频繁,每日基本无进食,体重下降明显。复查腹部 CT 提示为不完全性肠梗阻,再次予以禁食、抑酸护胃、肠外营养等对症支持治疗,但无明显好转,拟诊断"不完全性肠梗阻,放射性肠损伤"收住入院。患者自发病以来,精神差,睡眠欠佳,进食明显减少,现每

日基本无进食,大小便较前有所减少,体重明显下降,大约为 9 kg。

患者 1 年前因卵巢癌行全子宫+双侧附件切除,术后予以化学治疗及盆腔放射治疗,具体不详。否认高血压、糖尿病及心脏病等慢性病史。

2. 体格检查及辅助检查

体温 36.5 ℃,脉搏 73 次/min,呼吸 15 次/min,血压 115/75 mmHg,体重 41 kg,身高 160 cm。神志清楚,精神欠佳,营养欠佳,全身皮肤干燥、无弹性,无黄染,无肝掌、蜘蛛痣。全身浅表淋巴结无肿大。巩膜无黄染,胸廓无畸形,双肺叩诊清音,听诊双肺无干湿性啰音。心前区无隆起,心界不大,心率 73 次/min,律齐。腹部膨隆,下腹部可见陈旧手术瘢痕,肝、脾肋下未触及,全腹未触及包块,下腹部有轻压痛,无反跳痛,叩诊有鼓音,移动性浊音阴性,肝、肾区无叩击痛,肠鸣音 3 次/min。肛门及生殖器未检,四肢脊柱无畸形,活动自如,双下肢无水肿,双侧足背动脉搏动可,神经系统检查无异常体征。

实验室检查:红细胞 2.97×10^{12}/L;血红蛋白 83 g/L;白细胞 6.25×10^9/L;中性粒细胞 77.1%;血小板 109×10^9/L。总胆红素 17.9 μmol/L;直接胆红素 8.3 μmol/L;总蛋白 53 g/L;白蛋白 31 g/L;谷丙转氨酶 36 U/L;谷草转氨酶 63 U/L;前白蛋白 0.12 g/L;尿素 5.3 mmol/L;肌酐 51 μmol/L;尿酸 223 μmol/L;葡萄糖 7.5 mmol/L;高敏感 C 反应蛋白 13.8 mg/L。钠 136 mmol/L;钾 4.0 mmol/L;氯 103 mmol/L;钙 2.13 mmol/L;无机磷 0.76 mmol/L;镁 0.74 mmol/L。

腹部、盆腔平扫+增强 CT:腹腔少许积液,部分肠管积气积液。

3. 入院诊断

慢性放射性肠损伤伴不完全性肠梗阻,营养不良。

4. 治疗经过

患者入院后完善检查,明确主要诊断为慢性放射性肠损伤伴不完全性肠梗阻,暂无手术指征,予以补充外源性白蛋白、生长抑素抑制消化液分泌,稳定内环境等对症支持治疗,同时进行营养风险筛查和营养评定。营养风险筛查评分为 5 分,提示患者存在营养风险;主观全面评定提示存在重度营养不良,须尽早给予营养支持治疗。入院当天放置鼻肠管拟行肠内营养支持治疗,患者仅能耐受少量葡萄糖氯化钠注射液。因患者肠内营养实施较为困难,入院后第 1 天根据机体能量测定确定机体实际所需能量,选用肠外营养支持治疗为患者提供营养需求,剂量从少到多缓慢增加,并予以维生素 B$_1$ 预防再喂养综合征的发生。与此同时,多次尝试和调整肠内营养滴速和剂量,患者仍反复出现腹胀、恶心、呕吐等不适症状,肠内营养无法实施。入院后第 3 天在内镜下放置肠梗阻导管予以肠道减压、引流,同时不断尝试肠内营养。

入院后第 10 天患者肠梗阻症状无明显改善,腹部肠型明显,立位腹平片显示气液面较前增多、增宽,同时患者腹痛、腹胀更加明显。经治疗组讨论认为患者肠梗阻有加重趋势,具有手术指征。入院后第 11 天患者在全身麻醉下行剖腹探查术。术中探查未见明显肿瘤复发,自回盲部约 20 cm 处起近端回肠广泛粘连成团、纤维化严重,多处与腹壁粘连,近端空肠显著扩张。鉴于损伤控制原则,最大限度保留小肠,台上讨论后决定切除纤维化严重及无活力的小肠,行空肠回肠吻合,残留小肠约 150 cm。术后给予抗炎、抑酸护胃、肠外营养等对症支持治疗。术后第 4 天患者开始排气,首先通过鼻肠管以 20 mL/h 的速度泵入葡萄糖氯化钠注射液,以滋养肠道。观察患者无腹胀、腹泻出现,改为短肽型肠内营养制剂,以 20 mL/h 为起始速度泵注。患者出现腹泻症状,每日排稀水样便 10 余次,总量 1 000 ~ 1 200 mL,考虑是患者残存小肠亦有不同程度的放射性肠损伤,其消化吸收等功能受损,暂无法耐受肠内营养,暂停给予短肽型肠内营养制剂,仅予以 20 mL/h 的速度泵入葡萄糖氯化钠注射液,以滋养肠道。同时在继续维护内环境稳定和肠外营养支持治疗等基础上积极予以止泻,管饲可溶性膳食纤维和益生菌、益生元等来延缓消化道排空以减轻腹泻,并促进残存结肠的代偿增加营养物质的吸收。

经过积极治疗,术后第 10 天患者一般状况不断改善,腹泻症状也获得缓解。然而患者肝功能检测血胆红素和肝脏酶谱有所升高,考虑是因为住院前后长时间的肠外营养支持治疗出现了肝损害。此时,通过管饲熊去氧胆酸、甲硝唑,以及减少葡萄糖供给、添加鱼油等调整肠外营养方案来治疗和减少肝损。同时再次尝试肠内营养支持治疗,给予短肽型肠内营养制剂,以 20 mL/h 为起始速度泵注。观察患者无明显腹泻、腹胀等不适反应后,逐步增加肠内营养泵入速度。术后第 20 天患者肠内营养可耐受 50 mL/h,腹泻次数明显减少,每日 3 ~ 5 次,大便性状也逐步变为黄色稀便,每日大便量在500 ~ 1 000 mL。此时患者可少量流质饮食,立即停止肠外营养支持治疗,并增加经口进食和口服营养补充。术后第 30 天患者肠内营养可耐受100 mL/h 的整蛋白型肠内营养制剂,但经口进食量和口服营养补充仍然较少,饮食以流质为主。此时患者一般状况稳定,复查各项指标较前明显好转,因此观察 2 d 后患者无明显不适,予以出院行家庭肠内营养治疗。

为了使患者及其家属熟悉出院后顺利实施家庭肠内营养治疗以满足患者营养需求,出院前营养支持小组安排专人对患者及其出院后的主要照顾者进行家庭营养支持治疗的培训和指导,包括告知其家庭肠内营养治疗的目的、意义及须达到的目标用量,对家庭肠内营养治疗的操作进行演示,以及对家庭肠内营养治疗相关并发症的预防、识别、处理等知识进行讲解,并在出院前 2 d 模拟出院环境。此外,膳食营养师通过图片、视频、宣传册等形式对患者及其家属讲解指导出院后饮食的注意事项,鼓励患者经口进食,从流质逐步过渡至半流质,直至普通饮食,特别告知患者出院后饮食需少食多餐,并以高蛋白饮食为主来增加营养需求。通过积极培训和指导,患者及其出院后的主要照顾者已能熟练掌握家庭肠内营养治疗的各项操作和流程以及出院后的膳食计划和注意事项,准予出院。出院后营养支持小组安排专人通过微信或电话等方式随访、了解患者情况,实施个体化营养咨询和指导,并对患者出现的不适反应或并发症及时指导和处理。

出院后患者经口进食量逐渐增加,出院后第 45 天患者饮食恢复正常,每日排便次数 1~2 次,为黄色软便,体重较出院时增加 3 kg,营养不良状态得到纠正(主观全面评定等级为营养良好),营养风险筛查评分为 1 分,无营养风险,停止家庭肠内营养。家庭肠内营养治疗期间患者曾出现腹胀、腹泻加重,但通过营养支持小组的网上或电话指导或来院治疗均得以改善,无严重并发症发生。继续随访 3 个月,患者营养状态及经口进食情况保持良好。

5. 讨论分析

该患者入院后在进行专科检查的同时,积极进行营养筛查和评估。患者的营养风险筛查结果为具有营养风险,营养评估结果为具有重度营养不良,需要立即进行营养支持治疗,改善患者的营养状况。由于患者肠内营养无法耐受,因此入院后即给予全肠外营养支持治疗,但考虑到患者入院前营养不良的时间较长,且存在重度营养不良,为防止再喂养综合征的发生,肠外营养支持治疗的剂量从小剂量开始,逐渐增多,并同时给予维生素 B_1 进行预防。通过 10 d 的营养支持治疗,患者的营养状况有所改善,但患者的肠梗阻症状没有缓解,有加重倾向。考虑到患者入院前已经发病一段时间,且目前的营养状况有所改善,治疗组因此考虑手术治疗是患者较为理想的选择,继续保守治疗给予肠外营养支持治疗对于患者的病情无明显获益,甚至会延误病情,增加肠外营养相关的并发症。因此,患者在入院后第 11 天接受了手术治疗,术中探查发现患者的放射性肠损伤引起的纤维化严重,虽然本着损伤控制的原则,但也只能保留 150 cm 小肠。然而,由于残留小肠存在一定的放射性损伤,患者术后的肠道功能恢复较慢,初期表现为腹泻,有短肠综合征的表现。通过术后积极的维持电解质平衡、补液、止泻、肠外营养等对症支持治疗,患者腹泻症状改善,逐渐恢复肠内营养支持治疗。

然而,由于患者本身营养状况较差、术前存在肠梗阻,且放射性肠损伤的肠道术后修复功能较差等影响营养支持治疗的效果,即使经过住院期间的积极营养支持治疗和肠道功能康复,患者出院时仍存在营养不良,且肠道功能未完全恢复,仍然不能完全经口进食,只能通过全肠内营养提供机体的营养需求。此时,患者是家庭肠内营养支持治疗的较好适应对象。因此,患者在营养支持治疗小组的指导下接受为期 45 d 的家庭肠内营养,最后恢复经口进食,营养状况改善,顺利康复。

(六)胰腺癌胰十二指肠根治术综合治疗终末期恶病质

1.病史简介

患者,男,57 岁。因"上腹部隐痛伴乏力、纳差 3 个月,皮肤、巩膜黄染 2 周"收住入院。患者 3 个月前无明显诱因下出现上腹部间断性隐痛不适,常在夜间发作,能自行缓解,伴有全身乏力和食欲减退,进食逐渐减少,无恶心、呕吐,无反酸、嗳气,无发热、黄疸,无腹泻、便秘等症状,当时未予以重视。2 周前患者上述症状开始加重,进食后出现恶心、呕吐,呕吐为胃内容物,未见血性或胆汁性呕吐物,每日进食显著减少,体重下降明显,同时患者皮肤、巩膜出现黄染。遂就诊于当地医院,腹部 CT 显示胰头占位,外院拟诊断为"胰腺癌"。现为进一步治疗收治于我科。患者自发病以来,精神差,睡眠欠佳,进食明显减少,大小便较前有所减少,无黑便,体重明显下降,大约 9 kg。

患者有高血压 5 年余,不规律口服药物控制,血压控制范围不详。5 年前因右下肺恶性肿瘤行右下肺叶切除手术,术后恢复可。3 年前 PET-CT 发现直肠息肉,在内镜下行结肠黏膜下剥离术,术后恢复可。

2.体格检查和辅助检查

体温 36.5 ℃,脉搏 72 次/min,呼吸 12 次/min,血压 130/85 mmHg,体重 50 kg,身高 170 cm。神志清楚,营养欠佳,全身皮肤干燥、无弹性,无黄染,无肝掌、蜘蛛痣。全身浅表淋巴结无肿大。巩膜无黄染,胸廓无畸形,双肺叩诊清音,听诊双肺无干、湿啰音。心前区无隆起,心界不大,心率 72 次/min,律齐。腹部无膨隆,肝、脾肋下未触及,全腹未触及包块,上腹部有轻压痛,无反跳痛,叩诊有鼓音,移动性浊音阴性,肝、肾区无叩击痛,肠鸣音 3 次/min。肛门及生殖器未检,四肢脊柱无畸形,活动自如,双下肢无水肿,双侧足背动脉搏动可,神经系统检查无异常体征。

实验室检查:红细胞 3.33×10^{12}/L;血红蛋白 102 g/L;白细胞 6.73×10^{9}/L;血小板 259×10^{9}/L。总胆红素 11.6 μmol/L;直接胆红素 3.2 μmol/L;总蛋白 50 g/L;白蛋白 28 g/L;谷丙转氨酶 26 U/L;谷草转氨酶 26 U/L;碱性磷酸酶 84 U/L;γ-谷氨酰转移酶 53 U/L;尿素 6.5 mmol/L;肌酐 85 μmol/L;估算肾小球滤过率 90 mL/min/1.73 m²;尿酸 83 μmol/L;葡萄糖 6.9 mmol/L;钠 148 mmol/L;钾 3.8 mmol/L;氯 114 mmol/L;钙 1.92 mmol/L;无机磷 0.61 mmol/L;镁 0.95 mmol/L。

上腹部平扫+增强+DWI+MRCP:胰头局部见小片状低密度影,约 2 cm,T_1WI 为低信号,T_2WI 稍高信号,DWI 高信号,增强后稍明显强化,胰管未见明显增宽;后腹膜未见肿大淋巴结;腹腔内无积液。

诊断为:肝多个小囊肿,胰头肿瘤可能性大,包括转移瘤。

腹部超声:胰头实质占位,肿瘤不能除外,建议超声造影。

PET-CT:胰腺钩突病灶糖代谢明显增高,考虑为肿瘤可能性大(包括转移瘤),请结合临床。

3. 入院诊断

胰腺癌,营养不良(癌性恶病质)。

4. 治疗经过

患者入院后完善相关常规检查,并在超声引导下胰腺细针穿刺,病理见小灶异型细胞巢,结合免疫组化结果为腺癌。术前明确诊断为胰腺癌,无明显手术禁忌。术前给予为期 8 d 的肠内营养+补充性肠外营养支持治疗。经过常规的围手术期准备,入院后第 10 天患者在全身麻醉下行胰十二指肠根治术,术中放置空肠造口管。手术经过顺利,术中出血约 100 mL,未输血,术后安返回病房。术后通过间接测热法测定该患者的机体静息能量消耗值为 6 697.36 kJ。术后第 1 天开始通过空肠造口管给予短肽类肠内营养制剂 2 092.92 kJ,剩余的能量通过补充性肠外营养供给。随着肠内营养摄入量的增加,逐渐降低补充性肠外营养的供给量。

术后第 6 天患者排气排便,胃肠功能恢复,经口进食少量流质,停止使用补充性肠外营养,通过肠内营养供给目标需要量。当天下午患者出现上腹部隐痛不适,伴有发热,最高达 39.3 ℃,腹腔引流管引流出少许脓性液体,其中淀粉酶检查结果为 85 264 U/L,复查腹部 CT 提示腹腔胰腺手术区域有少许积液,考虑腹腔感染、胰瘘可能。鉴于患者生命体征尚平稳,暂不考虑手术治疗或穿刺引流。积极予以抗感染治疗,并保持腹腔各引流通畅,同时由于患者肠内营养耐受性下降,再次添加补充性肠外营养加强营养支持治疗。经过积极治疗,术后第 11 天患者体温恢复平稳,生命体征平稳,每日引流脓性液体量逐渐减少,予以拔除,肠内营养也再次达到机体目标量,停止补充性肠外营养。术后第 13 天患者完全恢复经口进食,拔除空肠造口管,观察 2 d 无不适反应后予以出院。

考虑患者术前为恶病质状态,出院时仍存在营养不良,出院后经口饮食亦难以达到患者的营养需求,治疗组为患者制订家庭营养支持计划,安排患者出院后继续口服营养补充,每天口服营养补充 2 511.51 ~ 3 348.68 kJ,同时指导患者积极锻炼,术后 1 个月左右开始化学治疗。化学治疗结束 5 个月后患者开始出现食欲减退、乏力、持续低热、腹胀、排便困难等症状,1 个月内体重下降约 10 kg,复查腹部 CT 发现患者腹腔脏器肿瘤广泛转移伴有腹水,考虑患者为终末期恶性肿瘤状况,目前已发展为顽固恶病质期,患者及其家属要求出院回社区医院治疗,主要予以对症支持治疗,改善患者的症状和生活质量。

5. 讨论分析

该患者入院后术前营养风险筛查评分大于 3 分,具有营养风险;主观全面评定为 B 级,存在中度营养不良;加上患者入院前 3 个月不自主体重丢失大于 5%,恶病质评估为已发生恶病质。根据国内外营养指南推荐意见,为增加手术耐受性,降低术后并发症发生风险,术前给予 8 d 的肠内营养+补充性肠外营养支持治疗使患者营养状况改善后予以手术治疗。考虑到术后能早期开始肠内营养,以及一旦出现胆瘘、胰瘘等并发症可经过空肠造瘘管进行长时间的肠内营养支持而不影响胰腺的外分泌量,有利于瘘的愈合,遂在术中放置空肠造瘘管。术后继续通过肠内营养和肠外营养相结合的混合营养模式进行营养支持治疗来改善患者营养状况。然而,可能由于患者营养不良及恶病质的原因,患者术后还是发生了胰瘘。所幸的是,患者胰瘘量小,通过积极的营养支持治疗胰瘘逐渐自愈,最终患者恢复经口进食,一般状况获得改善,予以出院。

　　考虑到患者出院时仍存在营养不良以及术前已发生的恶病质状态,出院后通过制订以口服营养补充为主的家庭营养支持治疗计划,并辅以运动和精神心理治疗等手段来延缓患者的肿瘤恶病质进程,为后续的化学治疗增加耐受性。通过一系列的积极干预,患者出院后半个月来院复查体重进一步增加,营养状况获得进一步改善,按计划进行术后化学治疗,并在化学治疗过程中通过合理的营养干预来增加化学治疗的耐受性以及减少患者的营养状况恶化,最后顺利完成既定化学治疗方案,复查肿瘤无复发,获得满意效果,回归正常生活,生活质量明显提高。

◀◀ 第二节　移植免疫检验

　　移植(transplantation)是指将某一个体的细胞、组织或器官置换自体或另一个体的某一部位病变的或功能缺损的细胞、组织、器官,以维持和重建机体正常生理功能的治疗方法。被移植的细胞、组织或器官称为移植物(graft),提供移植物的个体称为供者(donor),接受移植物的个体称为受者或宿主(recipient or host)。若将移植物植入宿主原器官所在的正常解剖位置,称为原位移植(orthotopic transplantation);移植物植入非正常解剖位置,称为异位移植(heterotopic transplantation)。

一、移植的类型

　　受者免疫系统对移植物免疫反应的程度取决于移植物的类型,按照供、受者间遗传背景的差异将移植分为4种类型。

　　1. 自体移植

　　自体移植(autograft)是移植物在同一个体中从某部位移植到另一部位,如将健康的皮肤组织移植到烧伤皮肤部位,或用正常的血管代替阻塞的冠状动脉等。

　　2. 同系移植

　　同系移植(isograft)是遗传基因型完全相同或基本近似个体间的移植,此类移植如同自体移植,一般不发生排斥反应。

3.同种异体移植

同一物种中具有不同遗传背景的个体的变化通常被归类为这种类型的临床异体移植。同种异体移植(allograft)通常会导致排斥反应,这取决于供体和受体之间的遗传差异。差异越大,抵抗及排斥的能力就越强。

4.异种移植

异种移植(xenograft)是不同物种之间的移植,异种移植后可能产生严重的排斥反应(包括超急性排斥反应)。

二、移植排斥反应的发生机制及免疫学防治

移植排斥反应本质上属于特异性免疫应答,T细胞在移植排斥反应中起关键作用。移植排斥反应同样具有特异性和记忆性的特点。

(一)引起移植排斥反应的靶抗原

引起移植排斥反应的抗原被称为移植抗原或组织相容性抗原。在同一属的个体中,所有由等位基因分化产生的多态性产物,即同型抗原,都可以介导基于组织相容性抗原的排斥反应。能引起强烈排斥反应者称为主要组织相容性抗原(MHC抗原);引起较弱排斥反应者称为次要组织相容性抗原(mHC抗原)。人类ABO血型抗原和组织特异性抗原也参与移植排斥反应。

1.主要组织相容性抗原

MHC抗原由MHC编码,人类白细胞抗原(human leucocyte antigen,HLA)分子是最重要的人类主要组织相容性抗原,广泛表达于所有有核细胞。供、受者间HLA型别差异是发生急性移植排斥反应的主要原因。

(1)HLA复合体的结构。HLA定位于6号染色体的短臂6p 21.31区域,全长约3 600 kb。根据人类基因组计划,估计约40%的基因与免疫系统有关,另外96个为假基因。根据每个基因及其编码产物的分布和功能,HLA复合体可分为3个区域,即Ⅰ类基因区域、Ⅱ类基因区域和Ⅲ类基因区域。

Ⅰ类基因区:位于着丝点的远端,编码产物分别为HLA-A、HLA-B、HLA-C分子的α链(重链),除此之外还有E、F、G、H、K和L位点。

Ⅱ类基因区:位于着丝点的近端,是结构最为复杂的一个区,主要由DR、DQ、DP 3个亚区域构成,每个区域又包含若干个A和B基因;其中DR区域主要包含 *DRA* 和 *DRB*1两个功能基因,分别编码HLA-DR分子的α链和β链。除此之外,科学家还鉴定了DO、DZ、DX 3个亚区。

Ⅲ类基因区：含有编码补体成分 C2、C4、B 因子及 TNF、热激蛋白和 21 羟化酶的基因。

（2）HLA 分子。HLA-Ⅰ类分子：HLA-Ⅰ类分子 A、B、C 抗原的结构相似，是由带有糖基的 1 条多肽链和 $\beta_2 m$ 通过非共价键连接而成。带有糖基的多肽链被称为重链或 α 链，$\beta_2 m$ 为轻链，由 15 号染色体所编码。

HLA-Ⅱ类分子：HLA-Ⅱ类分子分布范围较窄，主要表达于专职抗原提呈细胞表面，在活化的 T 细胞和胸腺上皮细胞表面也有表达。病理情况下，某些组织细胞可被 IFN-γ 等诱导而异常表达 HLA-Ⅱ类分子。HLA-Ⅱ类分子 DR、DQ、DP 的结构相似，均由 α、β 两条肽链以非共价键结合形成的异二聚体糖蛋白分子组成。其中 α 链分子质量约为 34 kD，由 220 个氨基酸残基组成；β 链分子质量约为 29 kD，由 230 个氨基酸残基组成，α 链的糖化程度较 β 链高，都是穿膜肽链，穿膜区和胞质区与 HLA-Ⅰ类分子 α 链相似。

（3）HLA 分子与移植排斥反应。器官移植的最大障碍是供、受者间组织不相容性引起的排斥反应，HLA 在其中起着关键的作用。因此，进行器官移植时，应该选择 HLA 基因型相同或相近的个体作为供者。临床统计也显示 HLA 匹配程度可以影响移植物的 10 年存活率。

虽然从理论上说，HLA 多态性的随机组合造成个体之间获得 HLA 完全匹配的概率极低。但由于等位基因频率的偏态分布（如中国人 A2 频率可达 48%）以及连锁不平衡现象的存在，具有高频率等位基因的受者，获得 HLA 主要位点匹配供体的机会还是存在的，据经验估计可达万分之一。因此，无亲缘关系骨髓库（如中华骨髓库）和脐血库的建立以及全国性的联合配型，对于提高移植成功率具有非常重要的意义。

2. 次要组织相容性抗原

mHC 抗原主要包括以下两类：①由 Y 染色体编码的产物，为与性别相关的 mHC 抗原。②由常染色体编码的 mHC 抗原。在 HLA 完全匹配的供、受者间进行移植所发生的排斥反应，主要由 mHC 抗原所致。因此，临床移植中应在 HLA 型别相配的基础上兼顾 mHC 抗原，以期获得更好的疗效。

（二）移植排斥反应的类型和过程

1. 超急性排斥反应

超急性排斥反应（hyperacute rejection）是指器官置换后几分钟到 24 h 内产生的一种抗体反应。这种反应是由于受体能够抵抗供体组织抗原的前体,包括血管内皮细胞和单核细胞表面的 ABO 基因组抗原、血小板抗原、HLA 和 VEC 抗原,这些天然抗体多为 IgM 类。预存的抗体与抗原形成的复合物激活补体系统,导致移植物组织中高浓度的中性粒细胞浸润,该反应的作用可能导致毛细血管和小血管内皮细胞的损伤、纤维蛋白沉积和大血小板聚集、血栓形成以及转化器官发生的不可逆缺血、变性和坏死。受者体内预先存在的抗供者组织抗原的抗体,产生于反复输血、多次妊娠、长期血液透析或再次移植,由这些原因导致的预存抗体多为 IgG 类抗体,若此类抗体滴度较低,超急性排斥反应的发生则较慢、较轻,往往在移植后几天发生。应用免疫抑制药物对治疗此类排斥反应效果不佳。

2.急性排斥反应

急性排斥反应(acute rejection)是一种通常发生在器官移植中的排斥反应,通常发生在移植后几天到两周内,80% ~90% 发生在手术后 1 个月内。它是移植治疗中的一个重要并发症,这是一种会导致手术失败的疾病。细菌学分析显示组织中巨噬细胞和淋巴细胞的吸收水平很高,早期给予适当的抗反转录病毒药物通常可以减少这种类型的排斥反应。

排斥反应的发生率很高,其临床表现取决于供体和受体的组织相容性指数、移植后的免疫抑制程度以及并发症(如感染)的原因。一般来说,排斥反应发生得越早,诊断结果就越重;移植后期发生的急性排斥反应大多进展缓慢,临床症状较轻。

3.慢性排斥反应

慢性排斥反应(chronic rejection)发生在移植后数周、数月或数年。其作用机制包括体液免疫和细胞免疫,长期排斥反应通常是由排斥反应复发引起的,通常与供体和受体之间的异常组织有关。慢性排斥反应的机制尚未完全清楚,一般认为参与慢性排斥反应发生的因素既有免疫学因素也有非免疫学因素。

(1)免疫学机制。CD4+T 细胞持续性间断活化和急性排斥发作机制很重要。在漫长的排斥反应期间,受体 CD4+T 细胞通过直接识别 VEC 表面的 MHC 抗原而被激活,然后由 Th1 和巨噬细胞介导,从而延长了超敏模式。此外,Th2 通过互补和 ADCC 帮助 B 细胞产生抗体,从而在转染细胞中诱导内皮细胞。反复发作的急性排斥反应引起移植物血管内皮细胞持续性轻微损伤,并持续分泌多种生长因子(如胰岛素样生长因子、血小板源生长因子、转化生长因子等),继而导致血管平滑肌细胞增生、动脉硬化、血管壁炎症细胞

(T 细胞、巨噬细胞)浸润等病理改变。

(2)非免疫学机制。多种非免疫学因素参与慢性排斥反应。如移植术后早期出现缺血-再灌注损伤,移植器官的去神经支配和血管损伤,术后给予免疫抑制药物的毒副作用,供者年龄过大或过小,受者并发高血压、高脂血症、糖尿病、巨细胞病毒感染等。近期研究表明,记忆细胞和某些属于"内源性危险信号"的非特异性效应分子可能参与慢性排斥反应的发生。

4. 移植物抗宿主反应

移植物抗宿主反应(GVHR)是指存在于移植物(供者)中的淋巴细胞可介导针对受者的排斥反应。GVHR 主要见于骨髓移植,此外,在某些富含淋巴细胞的器官移植以及接受高水平的血液时,也会发生人体免疫紊乱。骨髓移植物中成熟 T 细胞识别宿主的组织相容性抗原,对宿主组织或器官发动免疫攻击,损伤宿主组织和器官,是引起 GVHD 的主要原因。细胞因子网络失衡也参与 GVHD 引起的组织损伤。

(三)常见的组织或器官移植

1. 肾移植

肾移植是最早、最常用,也是效果最好的器官移植。由于免疫系统的不断改革和机械系统的不断完善,肾移植患者的 1 年和 5 年生存率都得到了提高,HLA 基因背景与供者相同或相近的患者,移植肾存活时间可长达十几年或数十年。肾移植中供肾的选择应如下:①最好选择 ABO 血型相同,至少血型相似的人;②选择 HLA 最佳器官,如难以选择到完全匹配的肾,可根据"可允许的不相容匹配法则"扩大选择范围;③预存的细胞毒抗体必须阴性;④基因位点相配者可提高移植成活率。

2. 肝移植

肝移植已在世界各地广泛开展,手术效果令人鼓舞,术后 1 年和 5 年的存活率分别为 90% 以上和 80% 以上,最长生存期已超过 20 年。肝移植后可出现天然或自发性免疫耐受现象,也称"移植肝免疫特惠现象",因此,临床上在选择供体时十分注重 ABO 血型的配型。尽管 HLA 配型在肝移植中不十分重要,但 HLA 型别不符对移植物长期存活有一定的影响。肝移植术后的排斥反应一般较弱,主要由浸润 T、B 细胞和巨噬细胞等介导。

3. 心脏移植与心肺联合移植

心脏移植在全世界范围内开展得越来越多,1 年和 5 年的存活率分别达

80%和70%。ABO血型检测是避免急性排斥反应的首要条件,供、受体间HLA-Ⅰ、Ⅱ类分子匹配则是移植器官长期存活的重要因素。由于供体来源的局限性,HLA配型并未在多数心脏移植中心作为必做项目。

4.骨髓与干细胞移植

(1)骨髓移植。骨髓移植应用于造血系统疾病和原发性免疫缺陷病的治疗,尤其用于这些疾病危及生命而难以用一般方法治愈时。

(2)造血干细胞移植。骨髓移植是造血干细胞移植的形式,因此,骨髓移植中造血干细胞的质量和数量是移植成败的关键。造血干细胞的特征性表面标志是CD34,其中多能干细胞为CD34+、CD38-、HLA-DR+等;而定向干细胞则为CD38+、CD34+、HLA-DR+等。骨髓中CD34+细胞占单个核细胞的1%~4%,外周血的CD34$^+$细胞仅为0.01%~0.10%。当人体受到肾上腺皮质激素、抗肿瘤药及某些重组细胞因子等作用后,外周血CD34+细胞可大幅增多,从中获取足量的干细胞用于移植。脐带血经G-CSF、IL-3等刺激后,CD34+细胞含量可高出成人外周血近20倍,与其他来源的干细胞相比,脐血干细胞免疫系统弱、简单通用和方便存储,对临床工作人员具有重要价值,脐血干细胞移植在全世界逐步展开。应用冷冻保存技术建立脐血库,为接受移植的患者提供了方便的脐血来源。

三、移植排斥反应的免疫监测项目、方法及意义

(一)移植前配型

尽管器官移植取得了重大进展,但移植排斥反应仍然是影响临床移植的关键问题之一。有效预防是延长应用期限和保护接受者的重要手段,供者器官能否在受者体内正常存活,在很大程度上取决于供、受者间组织配型的正确性。供、受者之间组织相容性程度越高,器官存活的概率就越大,因此,做好移植前的组织配型尤其重要。

移植前的组织配型或组织相容性试验,是指对某一个体的表型和基因型进行HLA特异性的鉴定。供者与受者的ABO血型一致是各种移植的前提。肾脏移植的长期存活与供、受者HLA,特别是HLA-DR相容性密切相关。骨髓移植时则要求HLA完全一致,否则会出现剧烈的移植物抗宿主反应。

1. HLA 配型

器官移植治疗的关键是选择合适的供体和受体,即 ABO 血型匹配、HLA 血型相同或相似。HLA 是一种特异性突变抗原,也是引起同种异体移植物排斥反应的重要抗原因子。供体和受体之间 HLA 等位基因的相应水平决定了转录排斥的能力。因此,有必要从 HLA 配型中选择合适的供体,以降低排斥反应的概率。HLA 复合体至少包括 4 个与移植有关的基因位点,即 HLA-A、HLA-B、HLA-C、HLA-D,其中 HLA-D 区又分为 HLA-DR、HLA-DP、HLA-DQ 等亚区,分别编码 7 个系列的抗原。目前认为 HLA-DR 位点抗原是最重要的,HLA-DQ、HLA-DP 在移植中亦有重要意义,其次是 HLA-A、HLA-B,HLA-C 对移植过程意义较小。

(1)血清学方法。微量淋巴细胞毒试验:微量淋巴细胞毒试验自1964 年美国 Terasaki 等引入 HLA 分型研究后,几经改良,于 1970 年被美国国立卫生研究院(NIH)指定为国际通用标准技术。这一技术是研究 HLA 系统的基本试验方法。该方法由于仅用 1 μL 免疫血清、1 μL 淋巴细胞、1 μL 补体、1 h 孵育时间,使抗原、抗体和补体结合,故被称为快速微量淋巴细胞毒试验。

目前常用的染料有伊红(又称曙红)和荧光染料(5-羧基荧光素二乙酸酯和溴化乙锭)。在倒置相差显微镜下,活细胞不被曙红着色而呈明亮色,细胞有很强的折光性,细胞体积不增大。死细胞能够被伊红着色,细胞呈现浅灰状,细胞体积略增大,无折光能力。如果使用荧光染料染色,在荧光显微镜下,活细胞呈绿色(5-羧基荧光素二乙酸酯与细胞膜结合呈现绿色),死细胞呈现红色(溴化乙锭可通过破损细胞膜进入细胞内与 DNA 结合,呈现红色)。

T 和 B 细胞膜上都存在 HLA-A、HLA-B、HLA-C,所以 HLA-A、HLA-B、HLA-C 分型可以使用 T 细胞或总淋巴细胞(包括 T、B 细胞),如果 HLA-A、HLA-B、HLA-C 分型试剂抗体同时存在 DR 抗体,为避免 DR 抗体的干扰,则只能使用 T 细胞。近年来,HLA 单克隆抗体的出现,可以避免 DR 抗体的影响。HLA-DR、HLA-DQ 只存在于 B 细胞膜上,所以 HLA-DR、HLA-DQ 分型需要从总淋巴细胞中分离出 B 细胞进行鉴定。

结果判断:通过观察反应板孔内细胞死亡的比例,给出相应的计分。美国国立卫生研究院建议,只有在死亡细胞占比大于 30% 时才能作为弱阳性反应,大于 50% 时才能作为阳性。

（2）细胞学方法。当两个无关个体的淋巴细胞在体外混合培养时，可以相互刺激，使淋巴细胞向母细胞转化，产生分裂增殖及混合淋巴细胞反应，这主要是由 HLA-D 不同引起的，当我们知道其中一种淋巴细胞的抗原时，如果淋巴细胞不发生增殖，说明两种淋巴细胞同型，反之则不同型。这也可以用于在体外检测器官移植供、受者之间是否会发生排斥反应。此方法的优点是可以检测出受者 Th 对移植物 MHC-Ⅱ类抗原反应的程度，而缺点是检测的时间较长，如果供者是尸体，就必须改用微量淋巴细胞毒试验来配型。目前细胞学方法主要包括以下 3 种。

混合淋巴细胞培养（mixed lymphocyte culture, MLC）：分为双向 MLC 和单向 MLC。在双向 MLC 试验中，双方细胞都有刺激作用和应答能力，而且 HLA-D 不配合程度越大，刺激、增殖程度越强。在单向 MLC 试验中，用丝裂菌素 C、X 射线照射等方法处理一方细胞，使其失去应答能力，保持刺激能力。一般是将已知 HLA-D 淋巴细胞，用丝裂菌素 C、X 射线照射等方法处理，然后与未知的淋巴细胞培养 5~7 d，加入放射性胸腺嘧啶，用放射性核素闪烁仪测定放射量。

纯合分型细胞（homozygous typing cell, HTC）方法：带有 A/A 抗原的 HTC 作为刺激细胞，带有未知抗原 X/X 的受检细胞作为应答细胞，在（A/A）HTC 刺激细胞与（X/X）受检应答细胞组成的单向 MLC 中，如果发生 MLC 反应，说明受检细胞能够识别 A 抗原作为非己的外来抗原，所以受检细胞不具有 A 抗原；如果不发生 MLC 反应，说明受检细胞本身具有 A 抗原，不能识别 HTC 的 A 抗原，因此受检细胞可能为 A 杂合子 A/X 或 A 纯合子 A/A。在此试验过程中，受检细胞与 HTC 反应为阴性时，才能被指定有与 HTC 相同的抗原，故又称为阴性分型（negative typing）方法。

致敏淋巴细胞分型（primed lymphocyte typing, PLT）试验：在应答细胞 A 和刺激细胞 B 的初次 MLC 中，经过 9~12 d 的培养，应答细胞 A 增殖为淋巴细胞后又回到小淋巴细胞，这种处于休止状态的小淋巴细胞实际上是已被致敏的记忆细胞，又称为致敏淋巴细胞（PL 细胞）。当 PL 细胞与初次 MLC 中的刺激细胞进行二次 MLC 时，在 20~24 h，细胞内将产生一个很强烈的应答反应，在此过程中，刺激细胞称为预处理作用细胞。根据这一原理，PLT 试验结果取决于预处理作用细胞和应答细胞两方面。因此，在进行 PLT 时，必须使用经过仔细挑选的 PL 细胞配组，同时，在鉴定一个 PLT 抗原时要使用一个以上的 PL 细胞。

（3）HLA 的基因分型。应用血清学方法对 HLA-Ⅱ类抗原（DR、DQ、DP）的配型需要从总淋巴细胞中分离出 B 细胞再进行鉴定，比较困难，这推动了在分子水平上的基因配型（DNA 配型）技术的发展。基因配型技术通过比较供、受者 HLA 的 DNA 序列，判定供、受者间基因是否相同或相近，从而达到更快、更准确地选择供、受者，并更有可能在同基因中进行成功的移植的目的。其主要方法包括限制性片段长度多态性（RFLP）分析、PCR-RFLP 分析、PCR-SSO 分析和 PCR-SSP 分析等。

2. 受者同种异体抗体的检测

（1）补体依赖的细胞毒性（complement dependent cytotoxicity，CDC）试验。通过检测受体血液中针对供体的淋巴细胞毒性抗体，确保异基因变化不会超急性或被排斥。CDC 试验的原理：被检血清中的抗体与供者淋巴细胞膜表面相应抗原结合后激活补体，引起细胞膜破损，这种抗体称细胞毒抗体。如将含有此抗体的血清与淋巴细胞和补体共同孵育，淋巴细胞将被破坏，细胞膜通透性增加，染料得以渗入，使细胞着色。根据着色的死亡细胞数目，可以估计淋巴细胞毒的强度。CDC 试验包括 T 细胞毒交叉配型、B 细胞毒交叉配型、自身交叉配型。

（2）流式细胞术交叉配型（flow cytometry cross matching，FCXM）。此法是由 Garovoy 等于 1983 年创立的，应用其来测定供者淋巴细胞反应性同种抗体，具有高度的灵敏度，能够敏感地检测出受体血清中抗供体淋巴细胞抗体，具有很大的优点。流式细胞术用于组织配型的原理：人类淋巴细胞表面存在 HLA，B 细胞表面同时存在 HLA-Ⅰ类及 HLA-Ⅱ类抗原，T 细胞表面则主要存在 HLA-Ⅰ类抗原，将供者淋巴细胞与受者血清共同孵育，如受者血清中存在抗供者 HLA 抗体，该抗体就可与受者淋巴细胞表面的 HLA 结合，用羊抗人 IgG、IgM、IgA 等荧光抗体与结合于淋巴细胞表面的受体抗体（HLA 抗体）结合，再通过流式细胞仪定量分析供者淋巴细胞表面结合的荧光抗体的相对含量，以及抗供者淋巴细胞表面 HLA 抗体的浓度。

3. 群体反应性抗体的检测

群体反应性抗体（PRA）是指 HLA-IgG 抗体群，是在各种组织器官移植前筛选受体的重要指标，关系到移植排斥反应和生存。

PRA 的水平可用于判断器官移植时受体的敏感程度。检测过程是用受者血清对一组（40~100 个）已知 HLA 的无关淋巴细胞做 CDC 试验，测定细胞毒抗体，用 PRA 值表示受者血清与群体细胞阳性反应的百分率，根据阳性百分率来判断受者的致敏状态,估计移植的可能性。高 PRA 血清可针对多个 HLA 发生反应,PRA 水平高的器官移植易产生超急性排斥反应,对这类患者可先进行血浆置换、免疫吸附和诱导免疫耐受等来降低体液中 HLA 抗体水平,以提高移植物存活率。

(二)移植后的免疫检测

通过一系列严格的 HLA 配型等检测手段找到 HLA 相符的供者,并成功进行了移植手术,并不意味着移植结束,相反,为了使移植物能长期存活,临床上需要不间断地检测受者的各种指标。尽管人们在器官移植前进行多种配型试验,挑选适宜的供者,但在实际工作中很难找到 HLA 高度一致的供者,除同基因移植外,其他各种类型的移植均可能会发生排斥反应,最后导致移植器官的功能丧失,甚至对受者其他器官带来很大的损害。移植后对受者进行一系列的监测,一方面有助于了解排斥反应危象是否将发生,以便及早采取措施,使排斥反应逆转或阻止反应进展,另一方面有助于了解免疫抑制剂使用是否适当。

1. 移植器官监测

器官移植的手术状态是评估移植成功率的重要指标。移植后,有必要仔细评估其绩效指标。一方面可以了解器官移植的功能,另一方面可以预测排异率和化学治疗的变化。器官损伤的原因不仅是免疫反应,还有疾病、缺血和毒性。首先,身体功能的变化通常被视为有或没有发热和感染变化,但这些变化尚不清楚。应检查不同器官的功能,以及各种生化和血液学指标,如通过常规血液检查、肾移植后的肾脏检查、肝移植后的肝功能和凝血功能检查来确定疾病的存在。一些辅助技术,如 B 型超声和彩色多普勒超声,也有助于了解移植器官的形态、血管通畅性和血流。

2. 移植排斥反应监测

移植排斥的临床特征与引起化学或微生物疾病的其他因素不同,因此早期准确检测突变排斥反应非常重要。如果能够及早发现移植的排斥反应并进行适当治疗,就有可能逆转或减少排斥反应,使替代器官能够长期存活和发挥作用。当免疫系统出现变化时,其已经是由免疫系统引起的。免疫接种是治疗或器官移植排斥反应的重要先决条件。

(1)外周血 T 细胞检测。临床上常用免疫荧光法或流式细胞仪监测受者外周血 T 细胞及其亚群 CD4+、CD8+ T 细胞数量及比值,反映受者移植术后的免疫状态。通常 CD4+ T 细胞数量增加表示移植物发生排斥反应,而 CD8+ T 细胞数量增加主要表示免疫抑制细胞增加,排斥机会减少。在急性排斥反应临床症状出现前 1 ~ 5 d,T 细胞总数和 CD4/CD8 值升高,巨细胞病毒感染时此值降低。一般认为,CD4/CD8 值大于 1.2 时,预示急性排斥反应即将发生,而此值小于 1.08 时,发生感染的可能性很大,对其进行动态监测对急性排斥反应和感染具有鉴别诊断意义。但是,只用 CD4+、CD8+ T 细胞数量及比值来反映受者移植术后的免疫状态并非十分可靠,最好能分析 CD4+、CD8+ T 细胞亚型情况,CD4+ T 细胞包括 Th0、Th1、Th2 和 Th3 4 种亚型,而 CD8+ T 细胞根据其表面 CD28 表达的情况可分为细胞毒性 T 细胞 (cytotoxic T lymphocyte,CTL) (CD8+、CD28+) 和抑制性 T 细胞 (suppressor T cell,Ts cell) (CD8+、CD28-) 两种亚型,通过分析亚型情况更能贴切反映受者移植术后的免疫状态。此外,T 细胞表面某些 CD 分子也作为免疫状态监测的指标,目前认为 T 细胞上的 CD30 和 CD69 是移植术后受者新的免疫状态监测指标,可预测排斥反应的早期发生。

(2)细胞因子。目前用于监测移植排斥反应的细胞因子有 IL-1、IL-2、IL-4、IL-6、IFN-γ 和 sIL-2R 等。在移植排斥反应中,这些细胞因子的水平均可升高,其中 IL-2、IFN-γ 和 TNF-α 表达水平增高可作为早期排斥反应的诊断指标,而 sIL-2R 与同基因对照组比较无差异,无公认的诊断标准,但可以从比较受者接受移植物前后的水平而做出判断。

(3)特异性抗体。在移植排斥反应中,检测反映受者体液免疫水平的特异性抗体对各种类型的排斥反应均有诊断意义,尤其是超急性排斥反应和急性排斥反应。临床上用补体依赖的细胞毒性试验检测 HLA 抗体水平并分型,其中 HLA-Ⅱ类抗体在慢性移植排斥反应中发挥重要作用。

(4)补体水平。当移植物排斥时,混合物的补体成分增加,这导致血清中混合物的总摄入量或人均摄入量减少。溶血或浊度法可用于诊断。

(5)共刺激分子。T 细胞在转染排斥反应中的功能应接受来自 APC 的两个信号,共刺激信号决定 T 细胞是在效应细胞中生长和激活,还是进入凋亡状态。B7-CD28/CTLA-4 是最重要的共刺激信号系统,在突变排斥和免疫反应中发挥重要作用。

(6)其他分子。除此之外,监测外周血中的黏附分子(LFA-1、ICAM-1、VCIM-1 等)、细胞毒效应分子(穿孔素、颗粒酶、颗粒裂解肽等)、C 反应蛋白(CRP)和 $\beta_2 m$ 等的变化也可为预测排斥反应发生及推测预后提供依据。

3. 免疫抑制剂治疗监测

移植后,患者接受常规免疫抑制剂,如 CsA、FK506 和霉酚酸酯(MMF)。这种药物的治疗窗口和疗效狭窄,加上不同的个体、控制时间和频率以及药物的效果,导致不同患者甚至同一患者在不同阶段的血液浓度存在显著差异。因此,对移植患者进行监测是必要的,确定是剂量不足引起排斥反应还是剂量过多导致肾毒性,并根据指标变化随时进行适当的药物剂量调整,使药物充分发挥防治移植排斥反应的作用,并减少其毒副作用。临床上测定移植术后受者外周全血药物浓度的常用指标有谷值浓度(C_0)、峰值浓度(C_{max})和 CsA 浓度曲线下面积与时间比值曲线(AUC)等。

四、移植排斥反应的免疫学防治

(一)选择合适供者

为减少移植排斥反应的发生,第一步选择供者非常重要,必须坚持 ABO 血型同型,并对供、受者进行严格的 HLA 配型,以及对受者血清预存抗体进行检测等,选择匹配严格的供应者,器官移植的成败主要取决于供体和受体之间的组织相容性。因此,手术前应采取措施选择最佳供体。

(二)移植物和受者的预处理

1. 移植物预处理

在移植器官时,有必要尽可能移除交叉细胞,这有助于减少或防止意外的发生。在异基因骨髓移植中,为了防止移植物抗宿主疾病的发生,可以预先准备骨髓移植以从移植物中去除 T 细胞。但用去除 T 细胞的异基因骨髓进行移植时,可能发生的移植物抗白血病效应也随之消失,导致白血病复发率增高,从而影响患者的预后。

2. 受者预处理

在器官移植中,捐献者和接受者之间 ABO 细胞的异常血流可能会引起异常变化。在某些情况下,有必要对接受者的疾病进行预治疗,以克服 ABO 血型的问题。该程序在手术前将供体血小板专门注射到受体中;使用血浆交换手术从受体体内去除抗 A 或抗 B 凝集素;也可以对接受者进行脾切除和免疫接种。

(三)免疫抑制治疗

免疫抑制疗法疗效确切,是目前临床器官移植的常规疗法。免疫抑制药物的合理应用与否在很大程度上决定着临床移植术的成败。

1. 免疫抑制药物的应用

应用免疫抑制药物是迄今临床防治排斥反应的主要策略。目前常用的免疫抑制药物有以下几种。

（1）细胞核有丝分裂抑制剂。此类药物包括硫唑嘌呤（依木兰，imuran）、环磷酰胺、氨甲蝶呤等。

（2）皮质激素和真菌代谢物抑制剂。皮质激素如泼尼松和地塞米松可有效抑制炎症反应。真菌代谢物常见的有环孢素 A（CsA）、FK506 以及西罗莫司。

（3）中草药类免疫抑制剂。如雷公藤、冬虫夏草、落新妇等可用于治疗器官移植排斥反应。

2. 特异性免疫抑制治疗

目前的特异性免疫抑制治疗主要包括应用某些单克隆抗体和阻断共刺激信号两种。单克隆抗体主要是某些抗免疫细胞膜抗原的抗体，比如抗淋巴细胞球蛋白（ALG）、抗胸腺细胞球蛋白（ATG）、抗 CD3/CD4/CD8 单抗、抗高亲和力 IL-2R 单抗、抗 TCR 单抗、抗黏附分子（ICAM-1、LAF-1）抗体等。这些抗体通过与相应膜抗原结合，借助补体依赖的细胞毒作用，分别清除体内 T 细胞或胸腺细胞。阻断共刺激信号包括两对分子，APC 上的 B7 分子与 T 细胞上的 CD28 或 CTLA-4，以及 APC 上的 CD40 与 T 细胞上的 CD40L 或 CD154，当 T 细胞缺乏共刺激信号时，T 细胞克隆无能。

五、病例分析

（一）肝癌肝移植，高位消化道瘘、胆瘘，腹腔感染

1. 病史简介

患者，男，41 岁。因"体检发现肝占位 1 周"入院。患者 1 周前在外院体检，彩超检查发现肝右叶占位性病变，患者无腹胀、无恶心、呕吐，无发热、黄疸，无尿急、尿频及肉眼血尿，无胸闷、咳嗽及呼吸困难等不适；遂至我院就诊，现为求进一步系统诊治收入我院肝肿瘤外科。患者自发病以来，无发热，胃纳可，二便无特殊，体重无明显减轻。

患者有乙肝病史 20 年余，先后服用恩替卡韦、阿德福韦酯、替诺福韦10 年余。幼时有肺结核病史。

2. 体格检查及辅助检查

体温 36.5 ℃,脉搏 70 次/min,呼吸 20 次/min,血压 120/70 mmHg,体重 72 kg,身高 174 cm。神志清楚,营养中等,全身皮肤无黄染,无肝掌、蜘蛛痣。全身浅表淋巴结无肿大,巩膜无黄染、胸廓无畸形,双肺呼吸音清,未闻及干、湿啰音。心前区无隆起,心界不大,心率 70 次/min,律齐,各瓣膜区未及病理性杂音。腹部平软,无压痛及反跳痛,肝、脾肋下未触及,肝、肾区无叩击痛,肠鸣音 4 次/min,移动性浊音阴性,双下肢无水肿,双侧足背动脉搏动可。肛门及生殖器未检,四肢脊柱无畸形,活动自如,神经系统检查未见明显异常。

实验室检查:红细胞 $3.55×10^{12}$/L,血红蛋白 115 g/L,白细胞 $5.32×10^9$/L,血小板 $212×10^9$/L。总胆红素 23.9 μmol/L;直接胆红素 8.2 μmol/L;总蛋白 82 g/L;白蛋白 51 g/L;前白蛋白 0.24 g/L;谷丙转氨酶 28 U/L;谷草转氨酶 26 U/L;尿素 7.3 mmol/L;肌酐 72 μmol/L;葡萄糖 5.7 mmol/L;总胆固醇 3.38 mmol/L;甘油三酯 1.05 mmol/L;钠 145 mmol/L;钾 4.1 mmol/L;氯 101 mmol/L;钙 2.12 mmol/L;无机磷 1.76 mmol/L;镁 0.52 mmol/L;乙肝病毒表面抗原(+)7 474<1.0 COI,乙肝病毒 e 抗原(+)7.32<1.0 COI,乙肝病毒 e 抗体(−)1.07>1.0 COI,乙肝病毒核心抗体(+)0.007>1.0 COI。

彩超:肝内多发实质占位考虑 MT;门脉内栓子形成。

超声弹性成像:肝右叶弹性硬度测值偏高,考虑肝纤维化。

上腹部磁共振:肝脏多发 MT 侵犯肝中静脉,门静脉瘤栓形成。

3. 入院诊断

原发性肝癌。

4. 治疗经过

患者入院后完善相关术前检查,准备限期行肝肿瘤切除手术。CTA 检查发现:肝脏多发肿瘤,肿瘤与下腔静脉肝段、肝左静脉关系密切,肝中静脉、门脉左支受侵,门脉主干瘤栓形成。因此,手术切除无法达到根治肿瘤目的。进一步行 PET-CT 检查,考虑为肝脏多发肿瘤,累及肝中静脉,门静脉癌栓形成,其余部分未见肿瘤转移,经科室讨论后认为目前有肝移植手术指征,符合肝癌肝移植"复旦标准",待完善术前相关检查后予以出院,等待供体做择期行肝移植术。

两周后患者第 2 次入院,后给予保肝、利尿、退黄、支持治疗,完善术前准备后行原位同种异体肝脏移植术,手术经过顺利,术后患者入 ICU,APACHE

Ⅱ评分4分,给予保肝、止血、支持、抗排异治疗。术后第2天,患者生命体征平稳,尿量正常,腹腔引流液不多,12 h拔除气管导管。术后第3天患者表现精神萎靡,发热,胆红素升高,腹痛、腹胀、腹腔引流管有680 mL含有胆汁的混浊性液体流出,全腹压痛明显,肠鸣音消失,决定行剖腹探查。发现肝脏色泽正常、表面光滑、质中硬,肝动脉、门静脉、肝下下腔静脉吻合口通畅。十二指肠球部前壁有一约0.5 cm×0.8 cm游离穿孔,胆管吻合处有一小孔并有胆汁溢出,腹腔内有约1 000 mL混有胃液、胆汁的混浊液体积聚。行十二指肠穿孔修补,近端空肠造口留置营养管,吸尽膜腔内积液,胆管吻合处下方放置双套管引流后关腹。术后患者入ICU,急性生理学和慢性健康状况评价Ⅱ 28分,出现呼吸功能不全而行气管插管机械支持通气。考虑到患者经过两次手术创伤应激,存在多脏器功能不全,循环尚未完全稳定,腹膜炎、腹腔残余感染和胆瘘等问题,目前患者存在明显腹胀、麻痹性肠梗阻等征象,肠内营养实属禁忌,在积极器官功能支持、维持水电解质及酸碱平衡同时,给予禁食,腹腔引流,抗感染,应用生长抑素以减少消化道瘘及胆瘘流量,同时应用肠外营养支持。肠外营养目标热量104.65 kJ/(kg·d),蛋白质摄入量1.2 g/(kg·d),碳水化合物占总热量的50%~55%,脂肪占总热量的30%~35%,并补充足够的维生素及微量元素。患者经过一周的积极治疗,情况稳定,腹腔引流液每日在360~700 mL,为含胆汁的消化液,腹胀减轻,肠鸣音恢复,生命体征渐趋平稳,体温正常,有排气排便。开始通过留置的空肠营养管进行少量肠内营养,应用多肽类制剂,在后续时间内逐渐增加肠内营养供给量,肠内营养目标量仍为104.65 kJ/(kg·d),蛋白质摄入量1.2 g/(kg·d),肠内营养初期联合应用补充性肠外营养,以达到机体对营养底物的需求量。患者对肠内耐受性良好,经空肠喂养时腹腔引流液无增加,无明显消化道并发症,转出ICU回普通病房继续治疗。回普通病房后开始尝试经口给予流质饮食和口服补充肠内营养,腹腔引流量明显增加,但患者没有发热、腹胀、腹痛等症状,在继续应用经空肠的肠内营养同时,逐渐增加经口摄入量并逐步过渡至半流质,停用肠外营养。复查腹部和盆部CT显示盆腔及术区无明显积液等异常,遂于第2次手术后的第25天拔除引流管后出院。

(二)肝硬化肝移植,肝性脑病,肝肾综合征,肝源性营养不良

1.病史简介

患者,男,49岁。因"腹胀3周"入院。患者3周前腹痛伴腹泻,为黄色不成形稀便,口服抗生素后腹泻好转,后逐渐出现腹胀,自感腹部膨隆,腰围增大。无明显诱因下出现呕血,色鲜红,量约300 mL,发现皮肤巩膜黄染,颈前可见数枚蜘蛛痣,肝掌阳性,腹部移动性浊音阳性,双下肢水肿,双侧胸腔积液。给予止血、保肝、护胃、补充白蛋白、利尿等对症支持治疗。病程中,患者无发热、咳嗽呼吸困难,无尿频尿急尿痛,无头晕、乏力、意识障碍等。起病来,患者精神、食欲不佳,进食量明显减少,睡眠尚可,体重下降3 kg,小便量为1 000~1 500 mL,呕血后曾有数日果酱样大便。

既往有乙肝20年余,1997年发现"乙肝大三阳",曾注射干扰素+口服抗病毒药2年余,转为"乙肝小三阳"。否认高血压、糖尿病、冠心病史,否认结核、血吸虫病史。否认手术史,无输血史。

2.体格检查及辅助检查

体温36.5 ℃,脉搏70次/min,呼吸18次/min,血压125/65 mmHg,体重65 kg,身高173 cm。神志清楚,营养较差,表情自如,全身皮肤黄染,可见肝掌,胸前见数枚蜘蛛痣。全身浅表淋巴结无肿大,巩膜黄明显染、胸廓无畸形,双肺呼吸音清,未闻及干、湿啰音。心前区无隆起,心界不大,心率70次/min,律齐,各瓣膜区未及病理性杂音。腹部膨隆,无压痛及反跳痛,肝脾肋下未及,肝、肾区无叩击痛,肠鸣音4次/min,移动性浊音阳性,双下肢水肿,双侧足背动脉搏动可。肛门及生殖器未检,四肢脊柱无畸形,活动自如,神经系统检查未见明显异常。

实验室检查:红细胞3.25×10^{12}/L,血红蛋白96 g/L,白细胞3.40×10^9/L,血小板59×10^9/L。总胆红素79.7 μmol/L;直接胆红素24.3 μmol/L;总蛋白64 g/L;白蛋白25 g/L;前白蛋白0.08 g/L;谷丙转氨酶156 U/L;谷草转氨酶149 U/L;尿素2.9 mmol/L;肌酐42 μmol/L;尿酸191 μmol/L;葡萄糖8.5 mmol/L;总胆固醇4.55 mmol/L;甘油三酯1.37 mmol/L;钠136 mmol/L;钾4.0 mmol/L;氯105 mmol/L;钙2.04 mmol/L;无机磷1.10 mmol/L;镁0.71 mmol/L;乙肝病毒表面抗原(+)6 466<1.0 COI,乙肝病毒表面抗体<2.0<10 mIU/mL,乙肝病毒e抗原(−)0.117<1.0 COI,乙肝病毒e抗体(+)0.002>1.0 COI,乙肝病毒核心抗体(+)0.008>1.0 COI,甲胎

蛋白 6.9 ng/mL;癌胚抗原 2.6 ng/mL,糖类抗原 19-9 34.3 U/mL。

彩超:结节性肝硬化,肝右叶实质占位;腹水;脾肿大;右肾囊肿;脐静脉重开。

上腹部磁共振:肝右叶包膜下结节、肝右前叶占位,肝硬化伴多发 RN/DN 结节;腹膜后稍大淋巴结;脾肿大,门静脉高压,腹腔积液;双肾囊肿。

PET-CT:结合 PET-MRI 及增强 MRI 图像,考虑为肝脏右叶占位,MT 可能;肝硬化;脾大;右肾囊肿;左肾复杂囊肿;腹、盆腔积液;右肺下叶慢性炎症;双侧胸腔积液并两肺下叶节段性不张。

3. 入院诊断

腹水;乙肝后肝硬化;肝占位性病变;双侧胸腔积液。

4. 治疗经过

患者入院后完善相关检查,血常规发现三系减少,出、凝血时间延长。腹部超声示:肝硬化,腹水,脾肿大,右肾囊肿侧支循环形成,肝右叶实质占位,考虑肿瘤可能性大。上腹部增强 MRI 检查发现肝右叶包膜下肝细胞癌、肝右前叶肝外胆管癌,肝硬化伴多发再生结节或不典型增生结节,脾大,门静脉高压,腹腔积液;双肾囊肿。给予利尿,保肝,营养支持,静脉补充白蛋白等治疗。组织全院肝脏疾病 MDT 讨论,最终结论:乙肝后肝硬化、门静脉高压、脾亢、肝占位性病变,双侧胸腔积液,腹腔积液,建议进一步改善患者情况,等待合适肝源行肝移植治疗。遂转入肝外科 ICU 完善移植前准备工作,等待肝移植。入 ICU 时急性生理学和慢性健康状况评价 12 分,监测生命体征,完善各项实验室检查,利尿、减黄,维持水、酸碱、电解质平衡,行胸膜腔穿刺引流双侧胸腔积液,加强雾化吸入,积极预防肺部感染,适当使用支气管解痉药物,完善相关检查,排除手术禁忌,积极预防下肢深静脉血栓。考虑到患者属终末期肝病,存在重度营养不良,近期内需要接受大手术,需积极营养支持。目前供肝情况未明,手术时间尚无法确定,利用术前时间尽可能改善患者营养状况。入 ICU 后采用间接测热法测定该患者的静息热量消耗值为 6 906.66 kJ/d,将患者的热量目标量定为 6 697.36 kJ/d。入 ICU 后放置鼻胃管用于肠内喂养,第 1 天给予 500 mL 多肽类制剂,用输注泵均匀输注,滴速 40 mL/h,患者自述腹胀、腹泻 6 次/d,第 2 天继续上一天用量和输注速度,消化道症状基本同前。第 3 天我们尝试着将肠内营养用量增至 750 mL,滴速增加到 60 mL/h,患者消化道症状加重,自诉腹胀明显,腹泻次数增加,难以承受,于是改用整蛋白型制剂,肠内营养用量也减为 500 mL/

d,消化道症状好转,同时再行补充性肠外营养支持,在随后的时间内根据患者消化道的耐受性改善情况逐渐增加肠内营养用量,逐步减少肠外营养用量,等待合适肝源。

3 周后在联合麻醉下行同种异体肝移植,术中发现重度肝硬化,硬化结节 0.2 ~ 1.0 cm,200 mL 淡黄色腹水,肝周血管怒张。肝右叶 V 段和Ⅶ段包膜下 2 枚肿瘤,大小分别为约 3.0 cm×3.6 cm×3.0 cm,1.5 cm×1.0 cm×1.0 cm界清,包膜完整,肝门淋巴结无肿大,门脉主干及左、右分支无癌栓。手术过程顺利,出血 1 500 mL,输少浆 3 U,血浆 800 mL,冷沉淀 16 U,未阻断肝门,术后患者安返肝外科监护室急性生理学和慢性健康状况评价 38 分。术后入 ICU,监测肝肾功能,维持水、电解质及酸碱平衡,给予补液保肝、抗排异、预防性抗感染等治疗。密切监测移植物的功能变化及移植物的血流情况,测量每小时的尿量及引流量,维持水、电解质及酸碱平衡。根据患者术前营养状况,在移植术后改用肠外营养,每日能量目标量仍然为 6 697.36 kJ,50% 热量由葡萄糖供给,30% 热量由脂肪乳剂提供,氮量按照每天 0.25 g/kg 供给,即每天提供蛋白质 1.5 g/kg,常规添加电解质、维生素、微量元素及胰岛素,采用全合一方式进行配制,手术后第 2 天即开始应用。为减少腹水生成,每天给予白蛋白 20 ~ 40 g,并应用一定量的利尿剂。术后患者生命体征逐渐平稳,循环系统稳定,呼吸功能改善,意识清楚,拔除气管插管,恢复自主呼吸,体温下降,腹腔引流减少。术后第 6 天下午患者开始出现焦虑和烦躁,反应迟缓、不爱言语、呈嗜睡状,血钠 162 mmol/L,血葡萄糖 33.6 mmol/L,血胆红素升高,血氨值明显高于正常范围,同时出现少尿,血肌酐、尿素氮升高。根据患者的临床表现及实验室检查结果,考虑患者存在严重高血糖,发生肝性脑病症状及肝肾综合征,可能与移植肝功能尚未发挥作用,肝脏合成蛋白质能力下降,肠外营养摄入过高热量和蛋白质,造成严重的肾前性氮质血症,加重肝脏负担,诱发肝性脑病和肝肾综合征。于是调整补液、营养支持方案,减少肠外营养的供给量,应用含高支链氨基酸的氨基酸溶液作为氮源,同时启动肠内营养,应用外源性胰岛素严格控制血糖,应用连续肾脏替代疗法(CRRT),采取相应的降血氨等措施,患者症状逐渐改善。术后第 10 天,患者一般情况较前改善,胃肠道功能恢复,腹胀较前明显好转,有排便、排气,逐渐开始恢复经口饮食。开始少量饮水,再逐步过渡到流质、半流质。当经口进食达到一定量后,逐步减少管饲饮食,直至完全停用,拔除鼻饲管。患者术后 18 d,生命体征平稳,胃纳睡眠可,无发热,无特殊不适主诉,腹腔引流管已拔除,腹部切口已拆线,愈合良好,予以出院。术后病理诊断:(全肝)巨检直径为 4 cm 肿物,镜下为肝细胞肝癌,Ⅱ级,伴坏死,肝切缘未见癌累及。巨检直径为 1 cm 肿物考虑为异型增生结节。周围肝组织结节性肝硬化(G3S4),(胆囊)慢性炎伴罗-阿窦形成。

(三)肝糖原贮积症活体肝移植

1.病史简介

患者,女,14 岁。因"反复间歇性鼻衄 13 年,加重 1 个月"入院。患者自出生 8 个月开始起反复出现流鼻血,就诊当地医院未明确诊断,一般按压鼻翼或填塞鼻腔等处理后能止住出血,但间隔数周或数月往往再发生,每次出血量较少,无不适症状。8 岁上小学时体检发现肝大,未给予特殊治疗。入院前 3~4 个月,患者出现上腹部不适,呈间断性,伴食欲减退、乏力,腹部不适逐渐加重,有时觉胸骨后闷痛,进食后恶心,无呕吐。1 个月前无明显诱因下再次出血流鼻血,这次量较大,自行处理无法止住出血到医院五官科住院治疗,住院时体检发现肝大明显,彩超检查示肝大,肝内多发实质性占位,考虑腺瘤可能,为进一步治疗收入肝外科。患者发病以来无发热、寒战,无恶心、呕吐,无腹痛、腹泻,皮肤巩膜无黄染,发育迟缓,无精神及智力障碍。近几周进食量有所减少,体重下降约 3 kg。

2.体格检查及辅助检查

体温 36.7 ℃;脉率 72 次/min;呼吸 18 次/min;血压 90/65 mmHg,体重41 kg,身高 150 cm。神志清楚、消瘦、轻度贫血貌,皮肤巩膜无黄染,全身浅表淋巴结未及肿大。双侧瞳孔等大等圆,对光反射存在,胸廓无畸形,双肺听诊呼吸音清,未闻及明显干、湿啰音。心前区无隆起,心浊音界不大,心律齐,72 次/min。腹软,肋下可触及肿大肝脏至脐水平,无压痛、反跳痛,叩诊鼓音,移动性浊音阴性,肠鸣音不亢进,直肠指检未及异常。四肢及脊柱无畸形,双下肢无水肿,肌力正常。神经生理反射正常,病理反射未引出。

实验室检查:红细胞 3.33×10^{12}/L,血红蛋白 110 g/L,白细胞 6.43×10^{9}/L,血小板 113×10^{9}/L。总胆红素 12.1 μmol/L;直接胆红素 4.2 μmol/L;总蛋白 62 g/L;白蛋白 33 g/L;前白蛋白 0.12 g/L;谷丙转氨酶 167 U/L;谷草转氨酶 253 U/L,尿素 3.7 mmol/L;肌酐 55 μmol/L;葡萄糖 4.6 mmol/L;总胆固醇 3.92 mmol/L;甘油三酯 0.75 mmol/L;钠 140 mmol/L;钾 3.5 mmol/L;氯 97 mmol/L;钙 2.20 mmol/L;无机磷 1.55 mmol/L;镁

0.78 mmol/L;凝血酶原时间 19.5 s,凝血酶时间 16.7 s,活化部分凝血酶时间 33.6 s。

辅助检查:彩超示肝体积增大,肝内多发性实质占位,考虑腺瘤可能。

3. 入院诊断

肝占位,多发性腺瘤。

4. 治疗经过

患者入院后进行各项常规检查和术前准备,腹部 CT 检查发现:肝明显增大,密度普遍性减低,内见多枚等密度的结节性病灶,病灶边缘光整,病灶周围环以低密度假包膜,周围可见"透明环"影,肝内血管呈相对高密度,显示清晰,肝内胆管不扩张。增强扫描:动脉期病灶均匀明显强化,门脉期和延迟期病灶呈等密度或略低密度。脾不增大,呈相对高密度。考虑为:重度脂肪肝,肝糖原贮积症。结合病史、CT 及实验室检查,诊断为:糖原贮积症,肝多发腺瘤。在彩超引导下行肝脏穿刺活检,病理:肝细胞内可见大量糖原(PAS 染色),内见肿瘤细胞呈索状排列,肿瘤细胞较正常肝细胞稍肥大,异型性不明显,核分裂象偶见。初步考虑肝糖原贮积症,肝细胞性腺瘤。免疫组化诊断为肝糖原贮积症Ⅵ型。

诊断明确后,我们组织相关科室进行病例讨论,形成统一认识。肝糖原贮积症为一种较少见的天性隐形遗传性糖原代谢紊乱性疾病,主要病因为肝内葡萄糖-6-磷酸酶缺乏,导致糖原分解或合成障碍,从而产生肝脏内糖原的过多贮积。该患者为肝糖原贮积症Ⅵ型,临床主要表现为肝脏病变,患者疾病进展缓慢,无低血糖表现,肝脏重度肿大,肝功能损害,凝血功能障碍。尽管患者病情进展较为缓慢,但近几个月来病情明显加重,目前又缺乏理想的药物以纠正其代谢紊乱,缓解疾病进展,唯有肝移植可以从病因上完全治愈肝糖原贮积症。由于移植供肝匮乏,经与患者家属讨论商议,决定行亲体肝移植。

治疗方案确定后对其父母行血型以及 ABO 正反定型,其母亲血性符合,确定为供体,报请医院人体器官移植技术临床应用与伦理委员会及相关卫生部门批准,决定实施亲体活体肝移植术。供体作各项相关临床检查,排除各种慢性疾病、传染病、肿瘤性疾病,各器官功能正常。腹部超声、增强 CT 及 MRCP 掌握供者腹腔脏器的解剖形态以及管道系统的走行,并对供肝进行血管、胆管等管道系统的重建,体积精准三维重建和模拟切割计算。受体术前纠正凝血功能状况,维持水、电解质平衡,保肝治疗。经过常规术前各项准备,择期行亲体肝移植术。

取患者母亲重达 365 g 的健康肝脏左半肝移植给患者。术中见腹腔无明显粘连,无腹水,肝脏肿大明显,无明显硬化,肝内可触及多个结节,界清、质软、包膜完整。手术顺利,术中出血约 600 mL,术后进肝外科重症监护室监测患者的生命体征、肝功能、出凝血情况,维持水、电解质及酸碱平衡,给予 FK506 抗排异治疗。术后第 2 天经鼻胃管行肠内营养及给药,术后第 5 天过度为经口饮食,移植肝功能恢复好,顺利出院。

术后病理:全肝肝糖原贮积症伴肝细胞腺瘤样增生,肝细胞结节状脂肪变性。

5. 讨论分析

本例患者属于 VI 型 GSD。主要表现为肝脏病变,病情进展缓慢,临床上无低血糖症状,因而发现较晚。临床上,目前该病的治疗主要是针对低血糖的对症治疗为主,但效果并不佳。肝移植可以从病因上完全治愈肝糖原贮积症,尤其是对于重症肝功能失代偿的患者,肝移植是唯一有效的治疗办法。近年来,全球性的器官匮乏已日益尖锐,严重影响了器官移植的临床实践。因此,亲体肝移植备受关注,正在逐渐成为供体的一个重要途径,发展迅速,对肝移植和肝脏外科的发展有着深刻影响。亲体肝移植可缓解供肝短缺的现状,减少终末期肝病患者等待移植的时间。但亲体肝移植对技术要求高,是肝移植技术的高峰,目前主要集中在一些技术领先的、著名的大型医疗中心中。该患者是一例非常成功的治疗病例,1 年后患者和供肝者随访发现,供体剩余肝脏增生良好,体积几乎达到切除前水平。患者机体代谢状况及肝功能正常,移植肝体积也同样生长接近正常成人水平。

(四)短肠综合征小肠移植,家庭营养支持

1. 病史简介

患者,男,16 岁。因"全小肠及右半结肠切除 10 年"入院。10 年前患者因急性小肠扭转、肠坏死而行全小肠及右半结肠切除,十二指肠横结肠吻合。术后接受全肠外营养 1 年,后改为家庭肠外营养支持,平时能正常进食,偶有腹泻、腹痛。10 年来出现数十次严重的中心静脉导管感染、导管堵塞等并发症,反复多次拔出和重新放置中心静脉导管,肝功能异常等多次在当地医院住院治疗。患者的上腔静脉穿刺置管随着时间的推移变得越来越困难,前胸壁和颈部出现明显曲张静脉,曾经数次改为经下腔静脉置管。近日患者静脉输液困难,往往无法完成每日的营养液输注,今来院就诊,门诊以"短肠综合征、营养不良"收入院。

2.体格检查及辅助检查

体温36.8 ℃;脉率62次/min;呼吸16次/min;血压125/65 mmHg,体重45 kg,身高172 cm。神志清楚,查体合作、消瘦、轻度贫血貌,皮肤巩膜无黄染,全身浅表淋巴结未及肿大。颈部及前胸壁可见曲张的表浅静脉,胸廓无畸形,双肺听诊呼吸音清,未闻及明显干、湿啰音。心前区无隆起,心浊音界不大,心律齐,72次/min。上腹部可见手术瘢痕,未见胃、肠型,全腹软,无肌紧张,无压痛,未触及肿块,叩诊鼓音,移动性浊音阴性,肠鸣音不亢进,直肠指检未及异常。四肢及脊柱无畸形,双下肢无水肿,肌力正常。神经生理反射正常,病理反射未引出。

实验室检查:红细胞 $2.97 \times 10^{12}/L$,血红蛋白 102 g/L,血细胞比容0.365,白细胞 $5.10 \times 10^9/L$,血小板 $168 \times 10^9/L$。总胆红素 22.5 μmol/L;直接胆红素 9.8 μmol/L;总蛋白 62 g/L;白蛋白 30 g/L;前白蛋白 0.13 g/L;谷丙转氨酶 154 U/L;谷草转氨酶 221 U/L;尿素 3.6 mmol/L;肌酐 46 μmol/L;尿酸 115 μmol/L;葡萄糖 4.6 mmol/L;总胆固醇 3.13 mmol/L;甘油三酯0.79 mmol/L;钠 134 mmol/L;钾 3.1 mmol/L;氯 101 mmol/L;钙 1.01 mmol/L;无机磷 0.78 mmol/L;镁 0.35 mmol/L。

3.入院诊断

短肠综合征,营养不良。

4.治疗经过

患者入院后首先完善相关检查,通过上腔静脉进行肠外营养支持。该患者由于肠扭转、肠坏死行全小肠及右半结肠切除,术后接受10年肠外营养,发生多次严重的中心静脉导管感染、导管堵塞等并发症,反复多次拔出和重新放置中心静脉导管,致使患者的上腔静脉阻塞,前胸壁和颈部出现明显曲张静脉,曾经数次改为下腔静脉切开置管,由于无法建立有效的深静脉输注途径,导致肠外营养难以实施。同时患者出现肝功能损害表现,经过治疗小组讨论,认为患者存在小肠移植指征。在确定采取小肠移植治疗计划后,报医院移植伦理委员会讨论并对患者残存消化道功能进行评估,包括全消化道钡餐、全腹部CT、肠道氮吸收试验及木糖吸收试验等。腹部血管造影、磁共振检测了解患者腹部主要血管的情况。同时,评估患者的营养状况,检查患者肝脏、肾脏等重要器官功能,免疫状态及出、凝血状况,仔细检查患者是否存在全身性或局部感染性疾病,尤其是巨细胞病毒的感染,等待供体准备行原位小肠移植。移植手术前几天进行肠道准备,口服肠道不吸收抗生素及抗真菌药物进行肠道选择性去污,以降低移植后肠源性感染的发生率。

经过前阶段术前准备后,明确供体时间后行同种异体原位小肠移植。全身麻醉下取上腹部正中切口入腹,探查腹腔见腹腔内广泛粘连,腹腔内脏器未见异常,游离肾下腹主动脉及下腔静脉,显露腹主动脉干,显露下腔静脉,移植的全小肠移入腹腔,先吻合动脉,将移植肠静脉与受体下腔静脉端侧吻合,再将移植肠动脉与受体腹主动脉端侧吻合,开放血流,移植肠管颜色即刻红润,随后肠管开始蠕动。将移植肠系膜间断固定于后腹壁,拆除原十二指肠横结肠吻合口,移植肠近端与十二指肠行端端吻合,横结肠与移植肠远端行端侧吻合,移植肠末端 10 cm 肠管于右下腹壁造口,作为观察窗。经胃造瘘管置入空肠喂养管达移植肠近端吻合口以远。检查移植肠血运良好,冲洗后关腹。术后患者进入外科 ICU,急性生理学和慢性健康状况评价 32 分。连续监测生命体征及重要器官功能,维持水、电解质及酸碱平衡。采用 FK506、MMF、甲泼尼龙三联抗排斥治疗,并进行抗凝、改善微循环、抗感染治疗等治疗,密切监测移植小肠排斥反应。具体措施如下:①移植小肠排异情况观察:术后早期密切观察患者临床表现,尤其是否存在发热、恶心、呕吐、腹泻、腹痛等症状,观察移植肠的排出物或分泌物情况,密切观察造口小肠肠黏膜颜色,以了解是否存在急性排斥反应。从术后第 3 天开始经移植肠腹壁造口行内镜下观察移植肠黏膜,并作移植肠黏膜活组织病理学检查,2 次/周。患者术后早期无明显高热,出现了轻度腹泻症状,5～7 次/d,经对症治疗 3 d 后好转。②抗感染治疗:术后早期就采取积极预防感染措施,给予分别针对革兰氏阳性菌、革兰氏阴性菌及厌氧菌的窄谱、强效抗生素及强效抗真菌和抗病毒药物,直至术后 2 周后停用抗生素。③营养治疗措施:术后第 2 天患者生命体征稳定,给予全肠外营养,根据我们术前通过间接测热法测定的该患者静息能量消耗值为 6 111.34 kJ/d,我们在术后设定的能量目标量为 6 278.78 kJ/d,氮量按照每天 1.2 g/kg 给予,采用全合一方式,同时给予足量的维生素及微量营养素,添加谷氨酰胺双肽,第 1 天按照目标量的 80% 供给,随后应用全量营养素。在明确移植小肠没有急性排斥反应,移植肠道功能恢复时,经肠造口会有肠液排出,在术后第 5 天通过术中放置的鼻肠管尝试少量肠内喂养,应用 100 mL 多肽类配方肠内营养液,稀释后通过输注泵均匀缓慢输入,肠内营养中添加谷氨酰胺制剂,密切观察消化道耐受性和腹部症状,肠内营养应用初期患者出现腹胀,小肠造口引流出肠液增加,无腹痛,每天缓慢增加肠内营养投放量和输注速度,当肠内营养能够满足50%以上能量及氮量等营养素需求时,逐步减少全肠外营养用量直至停用全肠外营养,同时开始进食低渗透压、低脂肪、低乳糖的饮食,根据胃肠道耐受情况逐渐增加进食量和膳食的种类。

患者移植术后治疗恢复过程平稳,顺利度过排异、感染等难关,移植肠功能恢复好,于术后25 d出院,以家庭肠内营养为主,每周来院接受两次肠外营养支持,能维持住院时的体重,营养指标在正常范围。

(五)弥漫性大B细胞淋巴瘤化学治疗,严重的毒性黏膜炎,骨髓移植

1. 病史简介

患者,女,60岁。因"左下腹疼痛伴左下肢肿胀1个月余"入院。患者于1个月前,无明显诱因下出现左下腹疼痛、左下肢肿胀及左足背外侧缘疼痛,性质为胀痛,持续发作,无明显间歇期。否认乏力、头晕、胸闷、胸痛、发热等不适。于外院就诊,查血常规示:白细胞3.62×10^9/L,糖类抗原125 161.45 U/mL,左下肢静脉+左侧髂静脉彩超:左侧髂外静脉受压变窄。左侧盆腔低回声不均团块。腹主动脉CTA检查提示:腹主动脉粥样硬化改变,左侧盆腔软组织肿块包绕左侧髂外动脉。予以地奥司明、伐利沙班(拜瑞妥)等治疗后无明显好转。复查盆腔CT、MRI均提示:盆腔左侧占位,侵犯左侧盆壁肌肉,周围淋巴结肿大,左侧髂外动脉被包绕,考虑纤维源性或淋巴源性肿瘤可能大。行盆腔肿瘤穿刺活检,病理示:(左侧腹膜后穿刺)恶性肿瘤性病变,结合免疫组化结果,考虑弥漫大B细胞性淋巴瘤(Non-GCB型)。现为进一步治疗收治入院。发病以来,患者精神、食欲尚可,二便正常,体重无明显变化。

2. 体格检查及辅助检查

体温36.5 ℃、脉搏82次/min、呼吸20次/min、血压98/62 mmHg,体重64 kg,身高162 cm。神志清晰,精神尚可,营养中等,全身皮肤无黄染,无肝掌、蜘蛛痣。全身浅表淋巴结无肿大,巩膜无黄染、胸廓无畸形,双肺叩诊清音,听诊呼吸音清。心前区无隆起,心界不大,心率82次/min,律齐。腹部平软,肝脾肋下未及,肝肾区无叩击痛,肠鸣音4次/min。肛门及生殖器未检,脊柱无畸形,左下肢肿胀,活动自如,神经系统检查。

实验室检查:红细胞 $3.71\times10^{12}/L$;血红蛋白 110 g/L;血小板 $289\times10^9/L$;白细胞 $4.65\times10^9/L$;中性粒细胞 70.3%;总胆红素 6.4 μmol/L;直接胆红素 1.0 μmol/L;总蛋白 70 g/L;白蛋白 44 g/L;谷丙转氨酶 48 U/L;谷草转氨酶 24 U/L;前白蛋白 268 mg/L;尿素 7.6 mmol/L;肌酐 53 μmol/L;葡萄糖 4.9 mmol/L;钠 141 mmol/L;钾 4.3 mmol/L;氯 105 mmol/L;钙 2.27 mmol/L;无机磷 1.43 mmol/L;镁 0.95 mmol/L。

PET-CT:提示为淋巴瘤累及多处(左侧锁骨区、纵隔腔静脉气管间隙、右侧膈上心周、左侧髂血管旁、盆腔、左侧腹股沟)淋巴结及左侧闭孔内肌伴子宫、左侧附件、左侧髂肌、腰大肌、左侧髂骨及髋臼受侵犯,左侧输尿管下段受侵犯伴其上方尿路扩张积水;盆腔肿瘤穿刺活检病理示:考虑弥漫大 B 细胞性淋巴瘤(Non-GCB 型)。骨髓穿刺活检:骨髓增生尚活跃,髓象粒系、红系、巨核系三系均增生尚活跃,形态、比例未见明显异常。

3. 入院诊断

弥漫大 B 细胞淋巴瘤(Ⅳ期)。

4. 治疗经过

因患者盆腔巨大肿块,压迫左髂外静脉,致血栓形成,血管外科行下腔静脉造影+下腔静脉滤器放置术,并予低分子量肝素、伐利沙班抗凝治疗。患者弥漫大 B 细胞淋巴瘤诊断明确[Ⅳ期,国际预后指数(international prognostic index,IPI)评分 5 分],先后行 4 个周期利妥昔单抗+环磷酰胺+聚乙二醇脂质体阿霉素+长春新碱+泼尼松(R-CDOP 方案)化学治疗,复查 PET-CT 示:左侧盆壁病灶及全身病变淋巴结(左侧锁骨区、纵隔、盆腔)较前明显缩小,糖代谢较前明显减低,总体较前明显好转,提示为治疗有效。后继续行 2 个疗程 R-CDOP 方案联合氨甲蝶呤方案治疗+2 个疗程利妥昔单抗注射液(美罗华)单药治疗。患者化学治疗周期长,化学治疗期间毒性反应明显,食欲明显下降,出现严重的恶心、呕吐、腹泻,口腔溃疡严重导致进食疼痛,进食量明显下降,半年内体重下降 16 kg,体重下降幅度达 25%,出现明显的营养不良,BMI 从入院时的 24.4 kg/m² 下降至 18.3 kg/m²。为了提高患者对化学治疗的耐受性和依从性,控制化学治疗不良反应,完成治疗计划,改善生活质量,我们在其每次化学治疗过程中出现严重的毒性黏膜炎、胃肠道感染、顽固性呕吐、持续腹泻、严重吸收不良时,给予全肠外营养支持,提供机体充足的能量、蛋白质、维生素及微量元素。一旦化学治疗毒性反应减轻,黏膜炎、消化道反应有所好转,即鼓励患者经口进食,同时给予膳食指导+口服肠内营养补充,肠内营养粉剂(安素)2 092.92 kJ/d。患者在完成所有疗程化学治疗后复查 PET-CT 示:左侧盆壁淋巴结较前糖代谢增高;右侧膈上心周淋巴结及左侧盆壁病灶较前缩小、糖代谢减低;左侧锁骨区及纵隔腔静脉气管间淋巴结与前相仿,请结合临床。考虑患者年龄 60 岁,IPI 评分为 5 分,高危,且左侧盆壁存在残留病灶,无进一步穿刺条件,拟行自体干细胞移植巩固治疗。经过积极术前准备后择期行自体干细胞回输,手术经过顺利,术后继续给予肠内营养支持。手术后复查血常规示:血小板 7×10^9/L,予以输注血小板、重组人血小板生成素(特比澳)皮下注射,积极营养支持治疗,患者恢复良好,予以出院。

5. 讨论分析

本例患者化学治疗期间毒性反应明显,食欲明显减退,出现严重的恶心、呕吐、腹泻,口腔溃疡严重导致进食疼痛,进食量明显下降,半年内体重下降 16 kg,体重下降幅度达 25%,出现明显的营养不良,BMI 从入院时的 24.4 kg/m² 下降至 18.3 kg/m²,患者一度曾准备放弃治疗。我们根据患者每次化学治疗过程中的具体情况,当化学治疗过程中出现严重的毒性黏膜炎、胃肠道感染、顽固性呕吐、持续腹泻、严重吸收不良时,并不坚持患者一定要继续进食,而是给予全肠外营养支持,提供机体充足的能量、蛋白质、维生素及微量元素。当患者化学治疗毒性反应减轻,黏膜炎、消化道反应症状好转时,给予膳食指导,在鼓励患者经口进食同时给予口服肠内营养补充。通过我们心理干预和积极的营养支持,改善了患者的营养状况和生活质量,提高患者对化学治疗的耐受性和依从性,顺利完成治疗计划。在接受造血干细胞移植手术后,考虑到前期高剂量化学治疗和造血干细胞移植可导致严重的免疫抑制,存在食源性感染增加的风险,住院期间我们以肠内营养及口服补充营养为主,以保证患者每日足量的营养物质摄入,进一步改善患者的营养状况,提高机体的免疫功能,促进患者康复进程。出院后,指导患者家属规范食物的购买、储存、烹饪等流程,以尽量减小食源性感染的风险。

第三节 感染免疫检验

导致感染的病原体有细菌、病毒、真菌和寄生虫等。各类病原体在结构、生物学特性、致病性等方面各有特点,因此它们的感染特征、机体的免疫学防御机制及检测应用也不尽相同,但有一定规律可循。

一、微生物感染免疫应答的一般特点

(一)固有免疫和适应性免疫共同参与免疫防御

固有免疫系统提供了机体早期对抗微生物感染的防御机制,而适应性免疫为机体提供了更强大、更为持久的后续防御反应。反之,诸多病原微生物也有对抗防御的反制措施,如抗吞噬细胞吞噬及胞内消化作用、胞内寄生作用等。针对这类微生物感染,机体的防御主要依赖于适应性免疫,适应性免疫也能增强固有免疫的防御功能,诱导效应细胞清除微生物,并形成记忆细胞,以应对二次感染。

(二)免疫应答具有高度的特异性

不同微生物侵袭机体和在宿主体内中定植的方式不同,机体往往会采取更加精确的防御机制对不同微生物进行免疫应答。例如,体液免疫应答在抗胞外微生物感染中起主要作用,细胞免疫则在对抗胞内微生物感染中更有效。同时,机体针对微生物的抗原成分也会产生相应的抗体,在对抗感染的同时,也为免疫学检测提供了方法依据。

(三)微生物致病性是其侵袭力和机体免疫效应共同作用的结果

微生物能否在宿主体内存活和致病,取决于微生物与机体免疫防御斗争的结果。细菌荚膜成分可以对抗免疫细胞吞噬;侵袭性酶类有助于感染的扩散;乙肝病毒可将其DNA整合至宿主基因组,从而长期存活;有些微生物甚至能通过抗原变异来逃避已建立的适应性防御机制。

(四)过度的免疫应答本身也可引起组织损伤和疾病

免疫防御机制对于保护机体和抗感染是必需的,但是在某种情况下过度的免疫反应也是一把双刃剑,可以引起免疫性疾病或组织损伤。例如,链球菌感染后引起肾小球肾炎,乙型肝炎病毒引起肝组织损伤等。

二、微生物感染类型与免疫学检测

病原微生物按其在宿主体内寄生的定位可以分为胞内寄生和胞外寄生,进而导致不同类型的感染。根据病原微生物感染机体的不同时效性分为急性感染、慢性感染和潜伏感染。不同微生物感染类型与免疫学检测对象的选择、技术应用及结果分析密切相关。

（一）胞内和胞外感染

能引起胞内感染的微生物包括专性胞内微生物（obligate intracellular microbe）和兼性胞内微生物（facultative intracellular microbe）。专性胞内微生物是指一旦离开宿主细胞就不能继续生存的微生物，如病毒、衣原体、立克次体等；兼性胞内微生物是指既可在细胞内寄生，也可以在细胞外生存和繁殖的微生物，例如结核分枝杆菌、嗜肺军团菌等，部分真菌也是兼性胞内微生物，如新生隐球菌。寄生虫分为原虫和蠕虫，前者为单细胞性寄生虫，后者为多细胞性寄生虫。通常原虫在胞内寄生，蠕虫引起胞外感染，消除感染的机制常依赖特异性免疫应答，由于这种防御能力相对较弱，所以寄生虫常引起慢性感染。

（二）微生物感染的模式与免疫学检测

1. 急性感染的免疫学检测

大多数胞外细菌、病毒感染属于急性感染，其免疫学特点是急性感染后病原微生物被宿主免疫完全清除，因此检测在感染过程中首先出现的 IgM 抗体比较有价值，但由于 IgM 抗体持续时间不长，仅作为早期感染的标志。

2. 慢性感染的免疫学检测

衣原体、真菌、寄生虫、胞内寄生菌、肝炎病毒等常引起慢性感染，其特点是病原微生物在宿主体内长期或终生存在，通常发生于宿主免疫防御未能及时将病原微生物完全清除的情况下。针对这类病原微生物的抗原检测，在急性期检出率高，而在慢性期检出率低甚至呈阴性，因此针对这些病原微生物所导致的感染，采用检测特异性抗体及其水平对慢性感染的诊断、病情分析有较大的诊断价值。

3. 潜伏感染与免疫学检测

潜伏感染的特点是在急性感染后伴潜伏性感染，在潜伏期无症状，也很难检出感染的微生物抗原，但是有抗体持续存在，因此应在发作期检测抗原。引起典型潜伏感染的病原微生物主要是疱疹病毒科成员。此外，衣原体也可引起潜伏感染。

三、细菌感染的免疫学检测指标、方法及临床意义

(一)链球菌感染的免疫学检测

链球菌属(Streptococcus)细菌种类繁多,分布广泛。引起链球菌感染90%以上的为 A 群链球菌。链球菌溶血素 O(streptolysin O,SLO)是 A 群链球菌的重要代谢产物之一,SLO 可以溶解红细胞,对中性粒细胞、血小板及心肌组织有毒性作用。抗原性强,能刺激机体产生相应的抗体,称为抗链球菌溶血素 O(anti-streptolysin O,ASO)。该抗体能特异性结合溶血素 O 并抑制其溶解红细胞的活性,因此免疫检测可根据中和试验的原理,测定样本中ASO 的含量以辅助诊断链球菌感染引起的相关免疫性疾病。

(二)沙门菌感染的免疫学检测

沙门菌属(Salmonella)感染中以伤寒、副伤寒沙门菌引起的疾病较为常见,例如伤寒、食物中毒或败血症等。伤寒、副伤寒沙门菌感染常用肥达(Widal)试验协助诊断,并应结合临床表现、病史、病程及流行病学综合判断。

沙门菌属中的 A、B 和 C 群分别为副伤寒甲、乙、丙型沙门菌,D 群为伤寒杆菌。接触伤寒和副伤寒病毒 1 周后,身体可以慢慢产生 O 抗原和鞭毛 H 抗原。O 抗原刺激机体产生 IgM 类抗体,出现早,持续时间短;而 H 抗原刺激机体产生 IgG 类抗体,出现晚,维持时间长。用伤寒杆菌 O、H 抗原和副伤寒杆菌甲(A)、乙(B)、丙(C)的 H 抗原作为诊断抗原,检测机体中相应的抗体水平可协助伤寒、副伤寒的诊断。

将一定量伤寒、副伤寒杆菌的阳性菌液分别与患者倍比稀释后的血清进行凝集反应,根据凝集效价判定结果。正常时伤寒 O 抗原凝集效价<1∶80,伤寒 H 抗原凝集效价<1∶60;副伤寒 A、B、C 群 H 抗原凝集效价<1∶80。

此外,若肥达试验单次效价增高,假阳性可能较高,必要时应进行动态观察。若双份血清抗体效价增高4 倍及以上,则诊断价值较大。长期使用抗生素和肾上腺皮质激素以及免疫功能低下的伤寒患者,肥达试验可出现阴性。

(三)结核分枝杆菌感染的免疫学检测

结核分枝杆菌(Mycobacterium tuberculosis, MTB)是引起结核病

(tuberculosis)的病原体,其临床诊断主要依赖病原学诊断。随着对结核病研究的不断深入和现代免疫学技术的应用,结核病的免疫学诊断方法不断推出,其诊断价值越来越受到重视。

结核分枝杆菌感染的免疫学检测包括结核分枝杆菌抗原、抗体和特异性免疫复合物的检测。结核分枝杆菌抗原、抗体检测的标本除了血清外,还可采用痰液、脑脊液以及胸腔积液、腹水等。结核分枝杆菌抗原阳性有助于临床诊断,结核分枝杆菌 IgG 水平可协助诊断活动性结核病。结核分枝杆菌感染机体后,可刺激机体产生 IgM、IgG、IgA 类抗体。结核分枝杆菌属于胞内寄生菌,可长期寄生在宿主单核/巨噬细胞内,从而导致潜伏感染。通常情况下,抗体的产生并不能有效保护宿主抵御感染。活动性肺结核患者会出现 IgG 抗体水平明显增高,并与病变活动程度存在平行关系。

值得注意的是,2018 年新修订的结核病分类标准中明确了涂阴结核病分类,因此结核病的确诊需要结合临床表现、微生物学检验诊断来综合判断。

(四)幽门螺杆菌感染的免疫学检测

幽门螺杆菌(Helicobacter pylori,HP)是引起胃黏膜慢性发炎,导致胃及十二指肠溃疡与胃癌的主要致病菌。幽门螺杆菌毒力因子和宿主的基因背景对疾病的转归有很大影响,特别是会增大发生消化性溃疡和胃癌的风险。目前,细胞毒素(CagA)和空泡毒素(VacA)被认为是重要的幽门螺杆菌毒力因子,能显著提高胃癌的发生风险。

细胞毒素即细胞毒素相关蛋白 A,是幽门螺杆菌基因的编码产物,可导致宿主出现严重的炎症反应。空泡毒素是幽门螺杆菌分泌的一种蛋白毒素,可引起细胞发生坏死和凋亡。

幽门螺杆菌免疫学检测是通过测定血清样本中的幽门螺杆菌抗体来实现的,常用方法有补体被动血凝试验、免疫印迹技术和 ELISA 等。

(五)嗜肺军团菌感染的免疫学检测

军团菌属(Legionella)数目较多,时有新种发现,超过半数军团菌与人类疾病有关,常见的病例由嗜肺军团菌(Legionella pneumophila)引起。该菌存在于水和土壤中,常经供水系统、溶洞和雾化吸入而引起肺炎型和非肺炎型感染。抗体检测是诊断军团菌感染的常用手段,常用方法包括间接免疫荧光法、微量凝集试验、试管凝集试验、ELISA 法等。通过检测患者血清中的抗军团菌 IgM 和 IgG 抗体,可以做出特异性诊断。其中,IgM 抗体阳性表明近期患病,而 IgG 抗体可在体内持续数月。

（六）细菌感染的非特异性免疫学指标

细菌体外培养仍然是确诊其感染的金标准,非特异性标志物免疫学检测往往作为一种辅助手段。常用的非特异性标志物有如下几种。

1.降钙素原

在机体出现全身性细菌感染或脓毒症、真菌和寄生虫感染时,降钙素原（procalcitonin,PCT）水平增高,且与感染的严重程度及预后相关,可用于辅助诊断、预后判断和疗效观察。常用的检测方法有 ELISA、CLIA 和免疫渗滤或层析试验等。前两者方法为定性检测,后者为定量检测。

2.C 反应蛋白

在炎症相关疾病中 C 反应蛋白（C reactive protein,CRP）水平可显著升高。常用检测方法有 ELISA、颗粒增强透射免疫浊度法和速率散射免疫浊度法等。值得注意的是,当机体处于应激状态或存在其他非感染性疾病时,CRP 水平也会增高,例如严重创伤、烧伤、心肌梗死、恶性肿瘤、结缔组织病、免疫排斥反应等,因此对这些疾病的诊断还需要结合临床表现和病史综合考虑。

3.白细胞介素-6

机体受感染、肿瘤、非感染性炎症、应激等刺激后,巨噬细胞、T 细胞、B 细胞等多种细胞均可产生白细胞介素-6（IL-6）。常用检测方法有 ELISA、CLIA 和流式细胞术等。其中,细胞外 IL-6 水平可用 ELISA 和 CLIA 定量检测,用流式细胞术定量检测细胞内 IL-6 水平。目前 IL-6 水平检测主要用于感染性疾病的辅助诊断,但在肿瘤、自身免疫病、类风湿性关节炎、烧伤等疾病中,血清 IL-6 水平也可显著升高,应加以鉴别。

四、常见病毒感染的免疫学检测指标、方法及临床意义

临床常见的病毒包括肝炎病毒、呼吸道病毒（流行性感冒病毒、副流感病毒、呼吸道合胞病毒等）、EB 病毒（Epstein-Barr virus,EBV）、肠道病毒（脊髓灰质炎病毒、柯萨奇 A 组病毒和 B 组病毒、人类轮状病毒以及其他新型肠道病毒等）、登革热病毒（dengue virus,DV）和流行性出血热（epidemic hemorrhagic fever,EHF）病毒等。利用分子生物学技术,可以直接检测病毒

的 DNA 或 RNA 及其变异结构,近年来,分子生物学的快速诊断在临床诊断中快速推广,具有良好的发展前景。而通过免疫学技术检测不同标本中的病毒抗原或抗体,对于流行病学调查和临床快速诊断同样具有重要的意义。

（一）流感病毒感染的免疫学检测

流感病毒在呼吸道上皮细胞内增殖,随飞沫传播。流感以春、冬季多见,发病迅速。甲型流感病毒容易发生变异,传染性强;乙型流感病毒也易引起流行,但为局部、中小型流行;而丙型流感病毒多为散发感染。

流感病毒的免疫学检测中,可采用免疫荧光技术、分子杂交技术、免疫电镜技术等方法直接检测呼吸道分泌物、脱落细胞中的病毒抗原。

也可利用补体结合试验进行分型鉴定,利用中和试验进行亚型鉴定。常需双份血清检测抗体水平,需同时检测急性期（5 d 以内）和恢复期（2 ~ 4 周）血清,进行血凝抑制试验,恢复期抗体效价比急性期增高 4 倍及以上才有诊断意义。

（二）轮状病毒感染的免疫学检测

人类轮状病毒（human rotavirus,HRV）是引起婴幼儿急性胃肠炎的主要病原体,特别是 A 组轮状病毒,是世界范围内婴幼儿腹泻最重要的病原体,是婴幼儿死亡的主要原因之一。

在患者发病早期采集腹泻粪便,主要针对轮状病毒的抗原或抗体进行免疫学检测,常用 ELISA 法、乳胶凝集试验等。

1. 抗原检测

用 ELISA、胶体金法或免疫酶斑点试验检测粪便标本中的 HRV 抗原,结果阳性可诊断为 HRV 感染。单克隆抗体检测可极大地提高灵敏度,常用于患者诊断和病情监测。

2. 抗体检测

采用 ELISA 法检测患者血清中的特异性 IgM、IgG 抗体,通常感染 HRV 5 d 后患者血清中即可检测到 IgM 抗体水平升高,因此可用于临床 HRV 感染的早期诊断。IgG 抗体的检测常需采集患者发病早期和恢复期双份血清,升高 4 倍及以上有诊断意义。

（三）肝炎病毒感染的免疫学检测

病毒性肝炎是由肝炎病毒引起的传染性疾病,目前已经确定的有甲型、乙型、丙型、丁型和戊型 5 种病毒,尚待阐明的有庚型肝炎病毒、TTV 及 SEN-V 等。病毒性肝炎血清标志物包括病毒本身、病毒抗原成分和抗病毒抗体等。临床上通过各种肝炎病毒血清标志物能准确地进行病毒性肝炎的诊断。

1.甲型肝炎病毒免疫学检测

甲型肝炎病毒(hepatitis A virus,HAV)属于小 RNA 病毒科肝病毒属,是一种无包膜的具有单链正股 RNA 的小 RNA 病毒,HAV 是甲型病毒性肝炎的病原体,主要经消化道途径感染。目前只发现一种血清型。

HAV 感染人体后可以产生抗-HAV IgM、IgG、IgA、IgE 等各种类型抗体,目前主要的检测方法有检测粪便中病毒抗原以及通过 ELISA 或固相放射免疫法检测血清中抗-HAV IgM 或抗 HAV 总抗体,其临床意义如下。

(1)抗-HAV IgM 出现于甲型肝炎早期,发病后数日快速达到峰值,持续时间较短(2~4 周),发病后 1~2 个月滴度和阳性率下降,于 3~6 个月消失,因此抗-HAV IgM 阳性常表明急性 HAV 感染或复发感染。

(2)抗-HIV IgG 出现较抗-HIV IgM 略晚,于 2~3 个月达高峰,然后缓慢下降,持续多年或终生。抗-HAV IgG 阳性表示受过 HAV 感染,但不能区分是否为新近感染,主要适用于流行病学调查和评价疫苗效果等。如果经双份血清(初发期与恢复期)检测,抗-HAV IgG 滴度有 4 倍及以上增长,则可作为诊断甲型肝炎的依据。

2.乙型肝炎病毒免疫学检测

乙型肝炎病毒(HBV)为 DNA 病毒。结构分为两部分,即包膜(含 HBsAg)和核心(HBcAg、双链 DNA、DNA 聚合酶和 HBeAg)。临床上乙型肝炎病毒免疫学诊断以如下标志物的检测为主,包括 HBsAg、抗-HBs、HBeAg、抗-HBe、抗-HBc、PreS1、PreS2、抗-PreS1 和抗-PreS2 等。

(1)乙型肝炎病毒表面抗原(HBsAg):HBsAg 是检测 HBV 感染的主要标志。表面抗原位于 HBV 颗粒的外壳层,是一种糖蛋白。HBsAg 有不同亚型,各亚型均含有共同的抗原决定簇 a,抗原决定簇 d/y 和 w/r 在各型中相互排斥,从而构成 HBsAg 的 adr、adw、ayw 和 ayr 4 个基本亚型。我国主要的亚型为 adr。

HBsAg 通常在 HBV 感染后 1~2 个月出现在血清中,可以表现几天、几周或几年。乙型肝炎血清 HBsAg 阳性表达主要表现在:①乙型肝炎急性期和潜伏期。②慢性肝炎、肝炎。③HBsAg 携带者。HBsAg 可从许多乙肝患者唾液、精液、阴道分泌物等多种体液和分泌物中检出。

(2)抗乙型肝炎病毒表面抗原抗体(抗-HBs):抗-HBs是人体针对HBsAg产生的抗体介质,可以预防感染HBV。在急性乙肝中最晚出现(发病后3个月),常提示疾病恢复开始。这种抗体可以持续多年,其滴度与免疫相当。

抗-HBs的阳性意义:①既往HBV感染过,现阶段HBV阳性感染有一定预防性。②乙肝疫苗接种效果的主要评价指标。③如果HBsAg用于检测免疫反应,则表明它可能参与了肝脏的免疫反应。

(3)乙型肝炎病毒e抗原(HBeAg):HBeAg位于Dane颗粒的主要区域,是可溶性抗原,实际上只是HBcAg肽链的一部分,其合成受HBV遗传基因调控。HBeAg的出现为HBV复制的指标之一。HBeAg稍晚于HBsAg出现。

HBeAg阳性:①这种病毒是可复制的,易受感染。②可作为抗病毒药物疗效评估指标之一。③如果HBeAg仍然有效,它可以转化为慢性乙型肝炎病毒。④如果HBeAg呈阳性,母婴传播率可达90%。

(4)抗乙型肝炎病毒e抗原抗体(抗-HBe):抗-HBe是HBeAg的一种抗体,但它不是一种中间抗体,不能被免疫抑制。

抗-HBe的积极建议:①抗-HBe在乙型肝炎患者中的阳性表达可以改善预后,降低或消除复发率。②慢性乙型肝炎患者中抗-HBe抗体的存在表明病毒复制减少,这并不意味着病毒复发,并且HBV DNA掺入频繁发生。③HBe阴性和HBV DNA阳性的慢性乙型肝炎病毒(约50%)表明该病毒可能存在过早突变。

(5)抗乙型肝炎病毒核心抗原抗体(抗-HBc):HBcAg阳性是HBV活跃复制的标志,阳性者具有传染性。抗-HBc是HBcAg的对应抗体,它不是中和抗体,包括IgG、IgA和IgM 3型,目前临床检测的主要是抗-HBc抗体和抗-HBc IgM。

抗-HBc阳性、高滴度表明肝内HBV在复制,低滴度则提示有既往感染。如果检出抗-HBc IgM则表示感染早期,意味着有特异性肝损伤,是急性乙肝诊断的主要指标;慢性乙肝活动期可呈阳性,缓解期可消失。

除上述常用标志物外,还有乙型肝炎病毒前S1蛋白和抗前体S1蛋白(PreS1和抗-PreS1),乙型肝炎病毒前S2蛋白和抗前体S2蛋白(PreS2和抗-PreS2)等,PreS1、PreS2均为HBV外膜蛋白的成分,PreS1通常连接在

PreS2 的氨基末端。这两种蛋白质均与 HBV 侵入肝细胞有关。针对这两种蛋白的保护性抗体分别为抗-PreS1 和抗-PreS2。PreS1、PreS2 阳性提示 HBV 复制活跃,传染性较强;抗-PreS1 和抗-PreS2 在急性期和恢复早期出现,表示病毒正在受到攻击或已被根除,并且已采取措施。

3. 丙型肝炎病毒免疫学检测

丙型肝炎病毒(HCV)属黄病毒科,为单股正链 RNA 病毒,是丙型病毒性肝炎的病原体,它经常被血液感染,是肝移植后最常见的致病性疾病之一。HCV 感染免疫学诊断的主要依据为抗-HCV IgM、抗-HCV IgG 及 HCV 的核酸检测,健康人检测结果为阴性。

(1)抗-HCV IgG 于发病后 3 个月呈阳性,其检出对丙型肝炎感染的诊断具有一定意义,但因为疾病好转后其抗-HCV IgG 仍可持续达数年,仅能作为参考。抗-HCV IgG 阳性常提示:①急性丙型肝炎早期。②HCV 有活动性,常伴有 ALT 水平增高。③具有一定传染性。

仅通过血清抗-HCV IgG 和 IgM 的检测并不能完全确定丙型肝炎患者有无传染性及病毒复制,因此往往要结合其他技术手段来提高诊断准确性,例如 HCV RNA 的检测不仅能直接反映病毒复制与否,而且还能区分有无传染性等。

4. 丁型肝炎病毒免疫学检测

丁型肝炎病毒(hepatitis D virus,HDV),是需要乙型肝炎病毒帮助的是阴性核糖核酸病毒,即患者只有在感染 HBV 后,才会感染 HDV,因此乙型肝炎病毒常与丁型肝炎病毒同时感染或混合感染。

HDV 存在于肝细胞内,游离抗原往往被 HBsAg 包裹,不易检出,临床上检测抗-HDV 多见。其临床意义如下。

(1)急性感染后 3~8 周检出率可达 90%,但滴度较低(<1∶100)。由于抗-HDV 不是中和抗体,较高滴度提示感染持续存在,一旦感染终止,抗-HDV 滴度将会下降或转阴。

(2)用捕获 ELISA 检出抗-HDV IgM 对急性 HDV 感染有诊断价值。若结果表明抗-HDV IgM 呈一过性,随之出现或不出现抗-HDV IgG,则提示 HDV 与 HBV 混合感染;若结果表现为低水平或波动性抗-HDV IgM,抗-HDV IgG 为高滴度,则说明 HDV 与 HBV 重叠感染。

5. 戊型肝炎病毒免疫学检测

戊型肝炎病毒(hepatitis E virus,HEV)属戊型肝炎病毒科,为单股 RNA

病毒。HEV 的传播方式及临床表现与甲型肝炎病毒相似。病毒感染后,机体可产生抗-HEV IgM 和抗-HEV IgG 抗体,用间接 ELISA 检测抗-HEV IgG 或 IgM 是目前常用的免疫学检测方法。抗-HEV IgM 消失快(2~4周),连续检测呈现动态升高时具有一定的诊断价值。

(四)冠状病毒感染的免疫学检测

冠状病毒(coronavirus)属于冠状病毒科、冠状病毒属,由于病毒表明广泛伸出花瓣状突起而得名。其常引起 10%~30% 的普通感冒,属飞沫传播,一般仅侵袭上呼吸道,引起轻型感染,但有些会引起严重的临床症状。取样时,普通感冒患者取鼻咽拭子和洗液,胃肠炎患者取粪便。常用检测方法有血清学检测,或用 ELISA 检测病毒抗原,进行快速诊断。

1. SARS 冠状病毒的免疫学检测

SARS 冠状病毒(severe acute respiratory syndrome coronavirus, SARS-CoV)是严重急性呼吸系统综合征(severe acute respiratory syndrome, SARS)的病原体。WHO 推荐用 ELISA、间接免疫荧光(IFA)和中和试验进行抗体检测。中和试验为 SARS 血清学诊断的金标准。在检测过程中,有必要记录两次血液检测,以便在严重和重复期间进行检测,这两次检测都显示阳性反应率或滴度增加了 4 倍或更多时有临床意义。

2. MERS 冠状病毒免疫学检测

MERS 冠状病毒全名为中东呼吸综合征冠状病毒(middle east respiratory syndrome coronavirus, MERS-CoV),感染后引发中东呼吸综合征(middle east respiratory syndrome, MERS),2012 年 9 月首次在沙特发现 MERS 病例。免疫学检测方法与 SARS 病毒类似,取急性期和恢复期双份标本,恢复期血清中 MERS-CoV 抗体较急性期血清抗体水平呈阳性或升高 4 倍及以上可确诊为 MERS 冠状病毒感染。

五、寄生虫感染的免疫学检测指标、方法及临床意义

人体寄生虫主要为原虫和蠕虫。由寄生虫引起的寄生虫病在感染性疾病中也占有相当重要的地位。寄生虫病的病原学诊断虽具有确诊的价值,但由于灵敏度较差,易造成漏诊。免疫学诊断方法灵敏度高,结合生物化学等相关检验,可显著提高诊断的特异性。

（一）疟原虫感染的免疫学检测

疟原虫（Plasmodium）是脊椎动物的细胞内寄生虫，种类达百余种。引起疟疾的主要是间日疟原虫（Plasmodium vivax）、三日疟原虫（Plasmodium malariae）、恶性疟原虫（Plasmodium falciparum）和卵形疟原虫（Plasmodium ovale），经雌性按蚊传播。一般的病原学检查方法对原虫在血中密度较低的疟疾患者或带虫者的诊断比较困难。近年来，借助免疫学技术建立的免疫学方法不仅满足疾病诊断的需要，而且将该病的流行病学研究推向深入。其检测方法包括下列两种。

1. 疟原虫抗原的检测

利用固相放射免疫抑制试验和 ELISA 双抗体夹心法，即用已知抗体检测红细胞内疟原虫抗原。若使用单克隆抗体，特异性可显著提高。

2. 抗疟原虫抗体的测定

常用间接荧光抗体试验、酶联免疫吸附试验及斑点免疫综合试验或间接血凝试验。其中间接荧光抗体试验为国内外广泛采用。一般认为受检血清稀释度在 1∶20 以上时才有意义，而间接血凝抗体效价≥1∶16 时才有价值。

（二）血吸虫感染的免疫学检测

在人体寄生的血吸虫（Schistosoma）主要有 5 种，分别为日本血吸虫（Schistosoma japonicum Katsurada）、曼氏血吸虫（Schistosoma mansoni Sambon）、埃及血吸虫（Schistosoma haematobium Bilharz）、湄公血吸虫（Schistosoma mekongi Voge）和马来血吸虫（Schistosoma malayensis）。

血吸虫病的确诊有赖于病原学诊断，即从患者的粪便或组织内查出虫卵或毛蚴。病原性诊断的灵敏度较差，易发生漏诊，联合免疫学检测可弥补其不足。临床常用免疫学检测的方法有下列 3 种。

1. 环卵沉淀试验

环卵沉淀试验（circumoval precipitin test，COPT）是一种抗原抗体反应。利用虫卵抗原与患者血清中相应抗体能特异性结合，虫卵周围形成泡状、指状或条状并有明显折光性的沉淀物。COPT 的操作简便，成本低廉，灵敏度较高，但反应所需时间长，会有漏检现象。

2. 间接红细胞凝集试验

间接红细胞凝集试验（indirect hemagglutination test，IHA）可以利用血吸

虫虫卵或成虫抗原吸附 O 型人红细胞,检测受检者血清中的相应抗体。IHA 的灵敏度较高,操作简便,结果直观,是目前国内应用仍较广泛的一种血清学诊断法。但因与肺吸虫、肝吸虫等有交叉反应,会导致假阳性;另外,由于抗原致敏红细胞的稳定性不同,误差较大。

3. 酶联免疫吸附试验

固相包被已知抗原或抗体,检测受检标本中相应的抗体或抗原,通过酶标记抗体和底物的显色反应结果来进行半定量。改良型的酶联免疫吸附试验(enzyme linked immunosorbent assay,ELISA)如斑点 ELISA、快速 ELISA 以及免疫酶染法或免疫印记试验等,较一般的血清学方法特异性高,提高了检出率并可缩短检测时间,具有良好的应用前景。

(三)猪囊尾蚴感染的免疫学检测

猪囊尾蚴病又称囊虫病(cysticercosis),是由绦虫囊尾蚴(cysticercosis cellulosae)寄生于人体心脏、脑、眼、肌肉等组织、器官所导致的疾病。感染多由误食未经烹饪的含囊尾蚴的肉制品所致。囊虫侵犯、寄生的部位可形成虫体结节,引起局部压迫症、水肿以及功能障碍等。

囊虫病的免疫学检测具有较高的辅助诊断价值,常采用的方法有 ELISA、间接血凝试验或单克隆抗体检测循环抗原等。其中间接血凝试验成本低廉,操作简便,但灵敏度逊色于 ELISA。ELISA 特异性好,灵敏度高,适用于批量检测,为临床诊断主要采用的方法。

(四)华支睾吸虫感染的免疫学检测

华支睾吸虫病(clonorchiasis)又称肝吸虫病,由华支睾吸虫(Clonorchis sinensis)寄生在人的肝胆管内引起肝胆病变(为主),是一种人畜共患病。粪便中镜检到华支睾吸虫卵是其感染的确诊依据。在辅助诊断中,免疫学检验方法也被广泛使用。

华支睾吸虫的虫体抗原成分包括表膜抗原、代谢抗原、全虫粗抗原等,其中以代谢抗原灵敏度较高。目前华支睾吸虫感染的临床免疫学检测中,采用斑点-酶联免疫吸附试验法检测其特异性抗体,灵敏度和特异性较高。

(五)丝虫感染的免疫学检测

丝虫病(filariasis)是由丝虫(Filaria)经吸血节肢动物传播的一类寄生性

线虫病。已知寄生人体的丝虫有 8 种,我国仅有班氏丝虫(Wuchereria bancrofti)和马来丝虫(Brugia malayi)两种。

丝虫病的实验室诊断主要依赖病原微生物诊断,免疫学检验作为辅助诊断,主要包括用特异性丝虫抗原来检测待检血清中相应抗体,阳性率较高(≥90%);也可以使用单抗检测来检测患者体内循环抗原的存在与否,其中尿液中循环抗原的检出率较高。

六、其他微生物感染的免疫学检测指标、方法及临床意义

(一)真菌感染及免疫学检测

真菌(fungus)的种类繁多,目前已发现的真菌多达 12 万种,抗真菌感染的免疫机制尚不清楚,目前大多数学者认为与抗细菌感染的免疫机制类似。

临床上多数真菌感染缺乏特异性症状和体征,真菌镜检、分离培养和病理学检查等方法虽然是其确诊依据,但真菌的免疫血清学检测为辅助诊断提供了很多有价值的信息,不容忽视。目前真菌感染的免疫学检测方法主要包括两个方面。①循环抗原检测:目前在隐球菌病、念珠菌病、组织包浆菌病和曲霉病中应用广泛。例如,$(1,3)-\beta-D-$葡聚糖是绝大多数真菌具有的一种特异性细胞壁成分。当真菌进入机体引起感染时,检测该成分具有较高的灵敏度和特异性,有助于深部真菌的早期诊断。②循环抗体检测:补体结合试验、免疫扩散试验、胶乳凝集试验、放射免疫分析、ELISA 等多种免疫学方法均可用于循环抗体检测。抗体水平 4 倍及以上增高以及间隔 2 ~ 3 周的动态观察具有临床意义。

1. 念珠菌感染的免疫学检测

念珠菌属(Candida)俗称念珠菌,是人体正常菌群之一,也是最常见的深部感染真菌,可引起皮肤、黏膜和内脏的急性、亚急性和慢性炎症。深部念珠菌病常继发于慢性消耗性疾病、严重营养不良、免疫功能抑制宿主或长期使用抗生素患者。

诊断念珠菌病的血清学方法多偏重于抗原检测,但近年来随着方法学灵敏度的提高,临床免疫学检验、抗原抗体联合检测和多种抗体组合检测在念珠菌病中的诊断价值越来越受到重视,然而仅凭血清学检测结果不能做出诊断。

念珠菌侵入机体循环后,检测其表面多种抗原成分及代谢物可以反映

念珠菌感染情况。如采用 ELISA 和蛋白质印迹法可检测念珠菌相关抗原,例如甘露聚糖。由于许多念珠菌是机会致病菌,人体内会有较高滴度的抗体存在,抗体会影响念珠菌抗原的检出,应采取相应措施降低影响,可在待测血清中加入 $EDTA-Na_2$,121 ℃加热 5 min,碱处理并离心。

2.隐球菌感染的免疫学检测

隐球菌属(Cryptococcus)中的主要致病菌为新型隐球菌(Cryptococcus neoformans)。新型隐球菌是机会致病菌,其感染一般为外源性。大多数新型隐球菌引起的感染通过呼吸道进入机体,轻微或急性肺损伤也可以通过皮肤或肠道传播,当身体功能较弱时,炎症可以传播到全身。

新型隐球菌循环荚膜抗原测定是诊断新型隐球菌病尤其是新型隐球菌脑炎的重要手段,采集标本时可以采脑脊液和血液,但两者检出的抗原滴度不一定平行。LAT 可迅速检出结果(5 min 内),特异性高达 90% 以上。ELISA 较 LAT 更灵敏,为实验室诊断常用方法。在脑脊液检测过程中,由于抗原含量高,可能会出现不良反应,在此期间可能需要更精确的解决方案。

3.曲霉菌感染的免疫学检测

曲霉菌(Aspergillus)可侵犯机体的病因有很多,其中以慢性支气管炎最为常见,主要包括过敏性气道炎症、慢性支气管炎等。

曲霉菌感染的诊断可利用 ELISA 法检测半乳糖抗原和其他糖蛋白抗原。ELISA 法检测灵敏度可达 1 ng/μL。若大于 100 ng/μL,可考虑侵袭性肺曲霉病。RIA 法测定纯化的菌壁糖类抗原,阳性率为 78%,特异性为 80%。LAT 可测定半乳糖抗原及一些低分子量抗原,对一些侵袭性肺曲霉病诊断的灵敏度达 95%。对于过敏性支气管肺曲霉病,可通过检测特异性 IgE、IgG 以及曲霉血清抗原进行诊断。

(二)梅毒螺旋体感染的免疫学检测

梅毒螺旋体(Treponema pallidum)是对人有致病性的密螺旋体中主要的一种,为梅毒(syphilis)的病原体。梅毒作为一种性传播疾病,具有较强的传染性。梅毒螺旋体不易体外人工培养,目前临床梅毒的实验室诊断方法仍以免疫学检测为主,可分为非特异性的非密螺旋体抗原试验和特异性的密螺旋体抗体试验两大类。

1.非密螺旋体抗原试验

类脂抗原试验又称血清反应素试验,属非特异性试验。试验的原理是利用正常牛心肌的脂质作为抗原,检测血清中与其结合反应的物质反应素,作为梅毒诊断的筛选试验,常用的方法有以下几种。

(1)性病研究实验室(VDRL)试验:本试验从牛心肌中提取心类脂,加入一定量的卵磷脂和胆固醇,作为抗原。利用抗原抗体反应,观察凝集颗粒,可作为定性和定量试验检测患者血清中的反应素。

(2)不加热血清反应素(unheated serum regain,USR)试验:USR 试验为一种改良的 VDRL 试验,优点在于采用的抗原统一配制且保持稳定,待检血清标本不必加热灭活,简化操作,结果判定如同 VDRL 试验。梅毒检测多采用甲苯胺红不加热血清试验(TRUST)。

(3)快速血浆反应素(rapid plasma regain,RPR)试验:在 USR 抗原基础上添加活性炭颗粒作为检测抗原,反应在特别的白色纸卡片上进行,阳性结果呈现为白色底板上有黑色的凝集颗粒,结果明显,易判断,易被广泛接受与推广。

上述类脂质抗原试验对一期梅毒的灵敏度高,且有简便、快速等特点,可用于大规模普查筛选。但因为这类方法的特异性不高,常会出现假阳性反应,因此不能作为唯一确诊依据。麻风、结核、红斑狼疮、类风湿性关节炎和免疫接种等都可能出现假阳性反应。此外,妊娠妇女、老年人以及吸毒者亦会出现假阳性反应。

2.密螺旋体抗体试验

(1)荧光密螺旋体抗体吸收(fluorescent treponemal antibody - absorption,FTA-ABS)试验:FTA-ABS 试验是一种间接荧光抗体试验。可利用 Reiter 螺旋体超声波裂解物联合吸收试验,除去待检血清标本中可能存在的交叉反应的抗体以增加结果的特异性。经处理后的待测血清与已知梅毒抗原孵育,经荧光标记二抗显色后呈现特异性荧光,即为阳性。

(2)梅毒螺旋体血凝试验(treponema pallidum hemagglutination assay,TPHA):TPHA 是一种间接凝集试验。用梅毒螺旋体抗原致敏红细胞,如待测血清中含有特异性抗体,则出现红细胞凝集,其滴度≥1:80 判为阳性。用梅毒螺旋体抗原致敏的明胶颗粒替代上述致敏红细胞,便形成了目前临床上常用的 TPPA,增加了试验稳定性。

(3)ELISA:可对待测血清中特异性抗体分型(IgG 或 IgM 型)。抗梅毒螺旋体 IgM 可存在于梅毒患者的早期、潜伏期或晚期,由于 IgM 不能通过胎盘和健全的血脑屏障,因此,可作为先天性梅毒或活动性神经梅毒的诊断指标。

（4）蛋白质印迹法：将梅毒螺旋体菌株（Nichols 株）破碎后进行 SDS-PAGE，然后通过电转移到硝酸纤维素膜上，最后检测患者血清中针对梅毒螺旋体的特异性抗体，适用于二、三期梅毒和神经性梅毒的确诊，但不适用于先天性梅毒的诊断。

以上各种方法，无论对早期梅毒还是晚期梅毒都有很高的灵敏度和特异性，且阳性出现时间早，已成为梅毒的诊断试验，但是，患者经药物治疗后临床症状改善，其反应仍不会转阴，不能用于疗效评价。

（三）衣原体感染的免疫学检测

1. 沙眼衣原体感染及检测

沙眼衣原体（Chlamydia trachomatis）又分为 3 个生物变种，其中沙眼衣原体变种专性寄生人类，无动物储存宿主，易感部位是黏膜的鳞状、柱状上皮细胞。临床表现为沙眼、结膜炎、泌尿生殖道感染等。

沙眼衣原体感染的实验室诊断方法主要有病原体分离、血清学试验及分子生物学技术。在免疫学诊断方面主要是检测其抗原和特异性抗体。

（1）抗原测定：以病变部位刮取的上皮细胞或受感染组织细胞作为样本，用荧光素标记抗体进行检测，观察组织细胞中是否存在沙眼衣原体抗原。

（2）抗体测定：目前抗沙眼衣原体血清抗体检测的意义尚未得到肯定，其原因是不易获得沙眼衣原体感染者的双份血清，即急性期和恢复期血清。

沙眼衣原体分离培养比较困难。而对于细胞涂片，用荧光素标记抗体去检测其相应抗原，操作简便，适用于大规模筛选，但对结果的判断受主观因素影响大。免疫层析法简便易行，结果判断客观，特异性高，是目前临床上使用最广的一种方法。

2. 肺炎衣原体

肺炎衣原体（Chlamydia pneumoniae，Cpn）可分为 TWAR 株（1965 年台湾分离株 TW-183 和 1983 年华盛顿分离株 AR-39）、考拉和马 3 个生物变种，TWAR 变种是从人体内分离到的。TWAR 对呼吸系统有致病性，在人与人之间通过飞沫或呼吸道传播，感染呈散发和交替流行的特点，最突出的是引起急性或慢性支气管炎和肺炎。

目前,诊断 TWAR 最敏感的方法是使用免疫组织化学检测血清中的免疫原性。从患者身上采集双重血液样本,并使用这种方法检测 TWAR 抗体 IgM 和 IgG,可以区分近期和既往疾病,以及原发性和复发性疾病。急性期与恢复期双份血清抗体滴度增高 4 倍及以上或单份血清 IgM 抗体滴度≥1∶16,或 IgG 抗体滴度≥1∶512,即可诊断为急性感染。

3.鹦鹉热衣原体

鹦鹉热衣原体(Chlamydia psittaci)由于首先从鹦鹉体内分离得到而命名,可感染鹦鹉科鸟类、家禽、家畜和野生动物,主要存在于动物肠道内,由粪便排出而污染环境,以气溶胶传播,人接触后容易引起鹦鹉热,可表现为非典型肺炎。鹦鹉热衣原体的免疫学检测主要包括抗原检测和抗体检测。

(1)抗原检测:利用衣原体属、种或型的单克隆抗体与荧光素结合后,采用免疫荧光方法检测标本中的衣原体抗体,从而判断衣原体抗原的存在以及用于衣原体分型。利用衣原体可溶性抗原 LPS 的抗体,能在数小时内完成组织或细胞中的衣原体抗原检测,适用于大批量标本检测。

(2)抗体检测:常用方法有补体结合试验、间接血凝试验及酶联免疫吸附试验等。取双份患者血清(急性期和恢复期),补体结合试验结果显示抗体效价升高 4 倍及以上者可诊断。单次补体结合试验抗体结果显示抗体效价高于 1∶64 也可诊断。

(四)支原体感染的免疫学检测

支原体(Mycoplasma)是一类无细胞壁,可通过细菌滤器,能在无生命培养基中生存的最小的原核细胞型微生物。支原体广泛分布于自然界中,目前已分离到的有 200 多种,寄居于人体的有 16 种。其中,肺炎支原体(Mycoplasma pneumonia,Mp)是引起人类呼吸道感染的病原体之一。

肺炎支原体感染的免疫学检验目前是利用血清学检测肺炎支原体抗体,主要方法包括 ELISA、补体结合试验、免疫荧光试验等。取患者急性期和恢复期双份血清,若恢复期血清的 Mp 抗体滴度较急性期增高 4 倍及以上,有助于诊断。

1.冷凝集试验和 MG 链球菌凝集试验

对支原体肺炎有辅助诊断价值。方法是将患者稀释血清与人 O 型 Rh 阴性红细胞在 4 ℃做凝集试验。约 50% 的肺炎支原体感染者为阳性(效价≥1∶64),效价更高或双份血清呈 4 倍及以上升高则提示近期可能存在肺炎支原体感染。冷凝集试验是检测患者血清中冷凝集素的一种非特异性试验,感染呼吸道合胞病毒、腮腺炎病毒及流感病毒等也可呈阳性。MG链球菌凝集试验为非特异性凝集试验,约30%的肺炎支原体感染患者血清中可出现能凝集甲型链球菌MG株的抗体,效价≥1∶20,而病毒性肺炎患者常无此抗体出现,故本试验有助于两者的鉴别诊断。

2. 补体结合试验

利用有机溶剂提取肺炎支原体糖脂半抗原做补体结合(CF)试验,若双份血清抗体效价升高4倍及以上或单份血清效价≥1∶128,则提示近期有感染。但由于肺炎支原体感染起病缓慢,患者就诊时间较晚,血清抗体通常已达到一定浓度,故难以满足双份血清4倍及以上升高的诊断标准,需要结合病史进行分析判断。此外,CF试验采用的脂质抗原与人体组织及某些细菌有共同抗原,会出现交叉反应。

3. ELISA

ELISA灵敏度和特异性高,操作简便,成本低廉,用170 kD的胰岛素原(PI)蛋白和43 kD的多肽检测相应抗体,是目前诊断肺炎支原体感染的可靠方法。

(五)立克次体感染的免疫学检测

立克次体(Rickettsia)是一类微小的、绝大多数严格细胞内寄生的原核细胞型微生物,以二分裂方式繁殖,节肢动物为其储存宿主或传播媒介,大多数可引起人畜共患病。

立克次体病常用的血清学诊断方法有外斐反应、IFA试验、ELISA、CF试验等。

1. 外斐反应

患者OX凝集素水平上升较晚,在病程2周左右出现阳性,血清滴度>1∶160为阳性;病程中取患者双份血清试验,若效价有4倍及以上增长,方有诊断意义。

2. IFA试验

目前诊断立克次体病常用的方法。用已知立克次体抗原制片,滴加稀释后的患者血清,结果呈典型立克次体形态的明亮微光颗粒者为阳性。取患者双份血清测效价,结果呈4倍及以上增高者可确诊。

3. ELISA

间接 ELISA 检测标本中的 IgM 抗体对早期诊断有价值。将立克次体抗原吸附于固相载体,与患者标本中的抗体结合后,再加入酶标二抗与底物进行显色。该方法简便可靠。

4. CF 试验

CF 试验虽然灵敏度不如 IFA 和 ELISA,但特异性较好。一般在立克次体病发病 1 周内,血清中即有 CF 抗体出现,至第 3 周达最高峰。随后抗体水平可降低,也可存在若干年,也有患者在病后几周即转为阴性。

七、病例分析

(一)细菌性肝脓肿破裂,感染性休克(长时间血流动力学不稳定)

1. 病史简介

患者,男,66 岁。因"反复发热 2 个月余,腹痛 4 h"急诊入院。患者 2 个月前无明显诱因出现发热,当时体温 38.8 ℃,伴右上腹压痛、尿频尿痛,偶有腰痛,不伴畏寒、寒战,无头晕、头痛、长期低热、盗汗、消瘦、咳嗽、咳痰、胸闷、胸痛、腹泻,无关节肿痛、皮疹等,否认外出旅游、进入牧区、鸟类禽类接触、生食肉类及牙科手术史。曾就诊于附近医院,胸部 CT 平扫:右肺炎症,治疗后复查,双侧胸腔少量积液,左肺尖肺大疱,左肺陈旧灶,多发性肝囊肿,多囊肾,双肾结石。腹部 CT 平扫:多囊肝、多囊肾,部分含蛋白囊肿。腹部彩超:双肾多囊肾,左右肾大小(17/18 cm)多囊肝。给予青霉素静脉滴注 3 d,体温无明显下降,遂调整为亚胺培南西司他丁钠 0.5 g,每 8 h 1 次+莫西沙星 0.4 g,每天 1 次,静脉滴注治疗 3 d,后继续亚胺培南西司他丁钠 0.5 g,每 8 h 1 次抗感染,2 d 后患者体温平出院。此后患者曾反复出现发热,体温最高 39.9 ℃,其间有少许咳嗽、咳白黏痰,偶有胸闷、气促,予以亚胺培南西司他丁钠+莫西沙星抗感染,辅以化痰、止咳等治疗后体温可降至正常,但仍反复,多出现在午后,波动在 37.8 ~ 38.8 ℃,其间曾两次痰培养提示革兰氏阳性球菌、革兰氏阴性球菌、酵母样真菌感染,涂片见孢子及菌丝。1 个月前再次出现发热,最高达 39.5 ℃,伴畏寒、腹部压痛、恶心、干呕。急诊查血常规血红蛋白 96 g/L,白细胞 8.77×10^9/L,中性粒细胞 77.6%,C 反应蛋白 69.77 mg/L,降钙素原 0.5 ng/mL,肌酐 225 μmol/L。胸腹部 CT 平扫:右肺炎症,右侧胸腔积液较前次吸收,心包少量积液,左肺尖肺大疱,左肺陈旧灶,多发性肝囊肿,多囊肾,部分含蛋白囊肿,右肾结石,盆腔少量积液。胸腔积液超声:右侧少量胸腔积液约 2.2 cm,继续予以亚胺培南西司他丁钠+莫西沙星抗感染,利尿,维持水、电解质平衡和营养支持等治疗,后加用卡泊芬净 50 mg,每天 1 次,静脉滴注,应用 10 d 后体温恢复正常。复查血常规:血红蛋白 68 g/L,白细胞 6.18×10^9/L,中性粒细胞 74.1,C 反应蛋白 45.49 mg/L,降钙素原 0.83 ng/mL,肌酐 230 μmol/L,白蛋白 29 g/L。复查胸腹部平扫 CT 示:右肺炎症,右侧胸腔积液,心包少量积液,左侧胸腔少许积液较前略进展,积液增多;左侧胸膜增厚,左肺尖肺大疱,左肺陈旧灶,多发性肝囊肿,多囊肾,部分含蛋白囊肿,右肾结石,盆腔少量积液。4 h 前无明显诱因下突发右侧腹痛,逐渐蔓延至全腹,疼痛剧烈,伴发热,无寒战,无恶心、呕吐。患者自起病以来,神清,精神较差,睡眠差,食欲减退,大、小便正常,近 2 个月内体重下降 10 kg。

高血压病史 30 年余,血压最高 130/90 mmHg,给予氢氯噻嗪 12.5 mg,每天 1 次+美托洛尔 25 mg,每天 1 次+氨氯地平片 5 mg,每天 1 次,口服,近日血压偏低,未服用降压药;有多囊肾 20 余年;发现血肌酐升高 20 余年,最高时 350 μmol/L,考虑慢性肾功能不全,予肾衰宁、碳酸氢钠、托拉塞米等口服治疗;曾有脑梗死,现遗留右侧肢体乏力;医院查血糖升高,糖化血红蛋白 7.9%,其间予诺和灵皮下注射控制血糖,现予格列喹酮 30 mg,每天 3 次,口服控制血糖。否认肝炎、结核、血吸虫等传染病病史。吸烟 40 年余,每日 5~6 支,戒烟 1 个月;饮白酒 30 年余,每日白酒 150 g,患脑梗死后开始饮红酒,每日约 300 mL,否认疫区驻留史。

2.体格检查及辅助检查

体温 39.5 ℃,脉搏 116 次/min,呼吸 24 次/min,血压 90/50 mmHg,身高 168 cm,体重 51 kg。神志清晰,烦躁,呼吸急促,营养较差,发育正常,强迫体位。全身皮肤无黄染,无肝掌、蜘蛛痣。全身浅表淋巴结无肿大,巩膜无黄染,口腔无特殊气味,胸廓无畸形,双肺叩诊清音,听诊呼吸音清。心前区无隆起,心界不大,心率 116 次/min,律齐。腹部稍隆,未见胃肠型及蠕动波,板状腹,全腹压痛以右侧腹明显,伴反跳痛及肌紧张,肝区叩击痛,腹部叩诊鼓音,肠鸣音弱 1~2 次/min。肛门及生殖器无特殊,四肢、脊柱无畸形,活动自如,神经系统检查未见明显异常。

实验室检查:红细胞计数 2.92×10^{12}/L;血红蛋白 68 g/L;白细胞比容 31.1%;血小板计数 267×10^9/L;白细胞计数 157.20×10^9/L;中性粒细胞

92.5%;总胆红素 15.9 μmol/L;结合胆红素 7.4 μmol/L;总蛋白 67 g/L;白蛋白 31 g/L;谷丙转氨酶 23 U/L;谷草转氨酶 33 U/L;碱性磷酸酶 151 U/L;γ-谷氨酰转移酶 241 U/L;葡萄糖 16.1 mmol/L;钠 137 mmol/L;钾 4.0 mmol/L;氯 100 mmol/L;钙 2.14 mmol/L;磷 1.59 mmol/L;尿素 16.4 mmol/L;肌酐 248 μmol/L;尿酸 497 μmol/L;C 反应蛋白>90.0 mg/L;降钙素原17.58 ng/mL;氨基末端利钠肽前体 3709.0 pg/mL;高敏感 C 反应蛋白 119.9 mg/L。

腹部 CT 平扫:右肺炎症,两侧胸腔积液伴右肺部分压迫性不张;心包积液;冠脉病变。腹部平片:膈下游离气体。腹部、盆腔平扫:多囊肝,多囊肾,囊肿部分复杂性,肝及右肾间见一直径 9 cm 低密度灶,内含气体影,盆腔少量积液,请结合临床及其他检查。

3.入院诊断

弥漫性腹膜炎。

4.诊疗经过

患者急诊入院后诊断为弥漫性腹膜炎、消化道穿孔可能,鉴于患者存在休克表现,首先建立静脉通路进行体液复苏,在完成必要基本检查的同时安排急诊剖腹探查手术。术中见腹、盆腔大量脓液约 500 mL,右肝脏第Ⅵ段见一破裂脓肿,直径 6~7 cm,给予打开脓腔吸净脓液,清除腹腔内脓液及肝脏坏死组织,腹腔充分冲洗,于脓肿处、右膈下及盆腔各放置引流管 1 根,脓液送培养。患者手术中持续低血压,需要用较大剂量血管活性药物维持循环稳定,术后入外科监护室,呼吸机辅助通气。

患者转入 ICU 后,加强补液、扩容、抗休克,积极液体复苏及强心、升压治疗,循环不稳定,持续低血压,须大剂量去甲肾上腺素、垂体后叶激素维持血压。呼吸机设置为同步间歇指令通气(synchronized intermittent mandatory ventilation,SIMV)模式,潮气量 7 mL/kg,呼气末正压 10 cm H_2O,呼吸频率 12 次/min,氧浓度 60%,床旁心电监护显示氧饱和度 95%~97%,呼吸频率 22~26 次/min,予充分镇静、肌肉松弛。血气分析:pH 值 7.22;动脉血二氧化碳分压 62.5 mmHg;动脉血氧分压 55.3 mmHg;碳酸氢根离子(标准化) 21.20 mmol/L;碱剩余 3.12 mmol/L,阴离子间隙 16.8 mmol/L;乳酸 16.2 mmol/L。血糖 22.6 mmol/L。余予以禁食、留置胃管接胃肠减压、化痰、抗炎、制酸、器官功能保护、控制血糖,积极实施脓毒症集束化治疗,应用碳酸氢钠纠正酸中毒。术后第 1 天患者镇静中,体温 39.3 ℃,机械通气,予以大剂量去甲肾上腺素、垂体后叶激素维持血压,腹、盆腔共引流出 300 mL 淡脓性液体,患者 24 h 尿量 150 mL,白细胞计数 16.96×10^9/L,中性粒细胞百分比 92.2%,肌酐 468 μmol/L,高敏感 C 反应蛋白 92.9 mg/L,降钙素原 3.16 ng/L,行连续性肾脏替代治疗(continuous renal replacement therapy, CRRT),同时积极地液体复苏,补充凝血因子。引流液培养示大肠埃希菌阳性,根据药物敏感试验结果继续使用亚胺培南西司他丁钠 0.5 g,每天 3 次,抗感染治疗。患者入 ICU 后即留置鼻胃管,术后第 1 天尝试给予少量短肽类的肠内营养 250 mL,次日患者胃肠引流液增多,达 600 mL,考虑患者肠道不耐受,于是暂停肠内营养,应用肠外营养支持。经过 5 d 积极治疗,患者血流动力学逐渐稳定,全身炎症反应得到有效控制,停用 CRRT 及血管活性药物,成功脱机。患者循环稳定后,胃肠引流量在 150～250 mL,无腹胀,肠鸣音恢复正常,腹腔引流量也逐渐减少,重新启动肠内营养,予小剂量整蛋白制剂 250 mL,按照 40 mL/h 滴速通过输注泵鼻饲,使用后第 1 天(术后第 5 天)肠道耐受性尚可,第 2 天将肠内营养用量增至 500 mL,输注速度增至 60 mL/h,患者腹泻 8 次,大便量 1 200 mL 左右,为绿色糊状便,伴腹胀。考虑患者肠道不耐受,遂暂停肠内营养,应用全肠外营养治疗,同时鼻饲乳酸杆菌胶囊及酪酸梭菌活菌片改善肠道菌群,同时予止泻药物。2 d 后患者腹泻、腹胀症状好转,重新开始恢复肠内营养,转回普通病房继续治疗。

5. 讨论分析

本例患者病程长且合并糖尿病,肝脓肿破裂后大量毒素容易扩散而进入循环,引发脓毒血症和严重的感染性休克,出现长时间血流动力学不稳定、急性肾功能衰竭。在该患者的救治过程中,CRRT 对于改善血流动力学状态,不断清除循环中存在的炎症介质、毒素或中分子物质,纠正水、电解质和酸碱平衡失调,维护重要脏器功能,提供营养补充及药物治疗,治疗全身性炎症反应综合征均发挥了重要作用。

(二)成人艾滋病,重度营养不良

1. 病史简介

患者,男,34 岁。因"发热、腹泻 3 个月余,确诊 HIV 感染 1 个月余"入院。患者于 1 年前出现间歇性低热、乏力、肌肉酸痛、关节痛、咽痛、腹泻、全身不适等类似感冒样症状,未经任何治疗。1 个月后上述症状再发,到当地医院就诊,诊断为流感,对症处理后症状缓解。3 个月前无明显诱因下再出现发热,体温波动在37.5~40.0 ℃,伴有咳嗽、咳痰、盗汗、乏力、消瘦、严重腹泻、恶心、呕吐、头晕、头痛等症状,同时在颈部、腋下及双侧腹股沟区出现肿大淋巴结,至医院就诊,查 CD4＋T 细胞总数 220 个/mm³［正常值（680±22）个/mm³］,HIV 抗体阳性并经当地疾控中心确认。当地予以抗感染对症支持治疗,具体治疗方案不详,治疗后症状无明显好转。5 d 前患者开始抗病毒治疗,方案为替诺福韦+拉米夫定+依非韦仑。患者自本次发病以来,精神可,食欲减退,睡眠可,大、小便如常,体力无明显下降,体重 3 个月内下降15 kg。

患者既往体健,否认肝炎、结核、伤寒、血吸虫等传染病史。

2.体格检查及辅助检查

体温37.8 ℃,心率85 次/min,呼吸 18 次/min,血压125/76 mmHg,体重51 kg,身高 174 cm。BMI 16.80 kg/m²。神志清楚,精神尚可,发育正常,慢性病面容,消瘦明显,查体合作,皮肤巩膜无黄染,头面部、颈部、上胸部见散在脐凹性皮疹,颈部、腋窝、腹股沟可扪及肿大淋巴结。头颅及五官无畸形,双侧瞳孔等大等圆,直径约 3 mm,对光反射存在。胸廓无畸形,双肺听诊呼吸音粗,可闻及不规则啰音。心前区无隆起,心浊音界不大,心律齐,心率75 次/min。舟状腹,未见肠型及蠕动波,无压痛,无反跳痛,无振水音,未触及腹部肿块,肝、脾肋下未触及,墨菲征阴性,叩诊鼓音,移动性浊音阴性,肠鸣音正常,直肠指检未扪及异常。双下肢无水肿。神经生理反射正常,病理反射未引出。

实验室检查:红细胞 3.36×10¹²/L;血红蛋白 97 g/L;白细胞 4.83×10⁹/L;血小板 66×10⁹/L;中性粒细胞 88.2%;总胆红素 16.7 μmol/L;直接胆红素 9.6 μmol/L;总蛋白 63.4 g/L;白蛋白 26.7 g/L;前白蛋白24.4 ng/L;谷丙转氨酶 57 U/L;谷草转氨酶 139 U/L;碱性磷酸酶 168 U/L;γ-谷氨酰转移酶 69 U/L;尿素 3.6 mmol/L;肌酐 54 μmol/L;尿酸151 μmol/L;葡萄糖 5.67 mmol/L;钠 138 mmol/L;钾 3.2 mmol/L;氯101 mmol/L;钙2.03 mmol/L;无机磷 1.10 mmol/L;镁 0.92 mmol/L;CD3 百分比59%;CD3 绝对值604;CD8 百分比43%;CD8 绝对值445;CD4 百分比10%;CD4 绝对值100;CD4/CD8 比值0.22;分枝杆菌测序示未检出;荧光染色抗酸杆菌涂片示阴性。

胸部 CT:两肺散在斑片影,卡氏肺孢子菌肺炎可能大;纵隔及左肺门多发淋巴结肿大,合并左下肺其他真菌感染可能;两下肺少许反应性炎症;两侧胸腔少量积液;两侧心包少量积液。

腹部 CT:脾大伴多发斑片状低密度影;腹腔及腹膜后多发肿大淋巴结。

3. 入院诊断

艾滋病,营养不良。

4. 治疗经过

患者入院后完善体格检查及相关的检验、辅助检查,抗病毒治疗方案维持原先的替诺福韦+拉米夫定+依非韦仑。血培养提示青霉菌属阳性,考虑全身播散性青霉菌感染。给予两性霉素 B 治疗,1 周后发热消退,随后出现尿潴留、腹痛、腹胀等症状,彩超提示大量腹水,于超声引导下行腹腔穿刺置管引流,引流液为白色乳糜样腹水。治疗 2 周后改为伊曲康唑抗真菌治疗,调整抗逆转录病毒治疗方案,依非韦仑改为洛匹那韦/利托那韦治疗。腹水培养提示鲍曼不动杆菌阳性,遂加用头孢哌酮舒巴坦及万古霉素抗感染,治疗 1 周后腹水明显减少,腹痛症状缓解。患者入院后大便常规显示大便里存在红、白细胞,大便培养里没有找到白细胞、抗酸杆菌和其他病原微生物,而艰难梭菌毒素测试阳性。直肠指检:直肠黏膜较粗,未扪及包块和压痛。诊断为巨细胞病毒性结肠炎和由艰难梭菌引起的伪膜性肠炎,故予患者甲硝唑口服。经过上述治疗后腹泻症状无明显缓解,患者腹胀明显,行纤维肠镜检查,发现整个大肠扩张、黏膜充血水肿。病理检查:黏膜上皮细胞坏死,中性粒细胞浸润肠腺导管和黏膜固有层,坏死的上皮组织和纤维组织聚合成斑块状覆盖在黏膜表面形成假膜,这些发现均支持艰难梭菌感染。此外,细胞核内含有较大的嗜酸性包涵体的不典型细胞支持了巨细胞病毒感染。这种不典型细胞在毛细血管内皮细胞比较常见,细胞组化也证实了巨细胞病毒感染。微生物学检查:腔内容物没有虫卵、幼虫或其他肠道病原体,包括出血性大肠杆菌 O157,内容物的菌群是正常的,艰难梭菌毒素检测阳性,考虑是艰难梭菌伪膜性结肠炎。继续替诺福韦+拉米夫定+洛匹那韦/利托那韦方案高效抗反转录病毒治疗(highly active antiretroviral therapy,HAART),患者病情渐趋平稳。

患者入院时消瘦,BMI 16.80 kg/m²,消瘦明显,营养状况差,近期体重下降明显,存在着明显的艾滋病消耗表现,故入院初立即进行营养状况评估,制订营养治疗计划。鉴于患者存在较严重腹泻,考虑是由于存在巨细胞病毒性结肠炎和由艰难梭菌引起的伪膜性肠炎、低蛋白血症、酶缺乏、低胃酸分泌等原因,首先选择肠外营养支持。目标热量为 125.58 kJ/(kg·d),蛋白质目标量为1.5 g/(kg·d),采用双能源系统、全合一方式、中心静脉输注,添加谷氨酰胺和ω-3多不饱和脂肪酸,肠外营养液中按照成人每日推荐的维生素和矿物质量供给多种水溶性及脂溶性维生素和微量元素。经过1周左右肠外营养后患者腹泻减轻、临床症状改善,我们启动肠内喂养,通过鼻饲逐渐增加肠内营养用量,采用标准型整蛋白制剂,应用时应避免营养制剂被污染,同时鼓励其经口饮食,要以高蛋白质和高热量饮食为主,并遵循"多样、少量、均衡"的饮食原则,最后过渡到日常进食。患者在住院治疗1个月左右后出院,出院时体重较入院时增加3.5 kg,厌食症状明显改善,腹泻次数明显减少,体温基本正常,逐渐由肠外营养转为肠内营养支持,医生建议其出院回家继续实施家庭营养支持。嘱出院后口服抗病毒治疗,按照住院期间给予的膳食指导意见安排日常饮食,同时继续口服补充肠内营养支持。

5.讨论分析

该患者近3个月内出现发热、腹泻、乏力、纳差等消耗症状,近期内体重下降>10%,同时存在长时间的腹泻和持续发热,机体组织被大量消耗。因此,对于该患者来说,其营养支持的目标是维持和增加患者体重,改善患者的营养状况,缓解腹泻。临床实践表明,合理的营养治疗对纠正AIDS患者的营养状况、改善患者的生活质量、抵御感染的能力均有明显的作用,而且部分营养素还能提高机体的免疫力,减缓临床AIDS期的到来,推迟抗反转录病毒治疗(antiretroviral therapy,ART)的时间,从而减少这种治疗给患者带来的很多不良反应。

(三)肺结核,肠结核,营养不良

1.病史简介

患者,女,20岁。因"上腹部疼痛半年余"入院。患者近半年来无明显诱因下出现上腹部绞痛,每次持续数分钟后缓解,无明显规律性。伴有腹泻,每日2～3次,无黑便、便血、黏液脓血便。偶有发热,体温最高39.0 ℃,无咳嗽、咳痰、胸闷、气促等症状。近1个月来患者开始出现恶心、呕吐症状,每次均为胃内容物,无呕血,结核感染T细胞检测(Tspot)阳性,腹部CT提示结肠炎性改变,腹部多发轻度肿大淋巴结。胸部CT提示左上肺结核可能。后进一步行肠镜检查,进镜至回肠末端,黏膜充血、水肿、增生、糜烂伴溃疡,见回盲瓣,阑尾窝无法分辨,所见全结肠黏膜充血水肿,横结肠以上至回肠末端黏膜广泛水肿糜烂,增生,质脆易出血。诊断为"炎症性肠病,肠结核?"予以美沙拉秦抗肠道炎症及对症支持治疗后,患者未再发腹痛、腹泻。10 d前患者因呕吐至急诊就诊,为进一步治疗收治入院。发病以来,患者神清、精神状况尚可,睡眠可,食纳不规律,大便2~3次/d,患者自发病以来体重下降明显,近3年来体重下降约8 kg。

否认肝炎、结核等传染病史。2011年行阑尾切除术,否认输血史。

2. 体格检查及辅助检查

体温37.8 ℃,脉搏82 次/min,呼吸18 次/min,血压118/70 mmHg,体重41 kg,身高163 cm。BMI 15.43 kg/m²。神志清楚,精神尚可,发育正常,消瘦明显,查体合作,皮肤巩膜无黄染,全身浅表淋巴结未扪及肿大。胸廓无畸形,双肺听诊呼吸音清,未闻及明显干、湿啰音。心前区无隆起,心浊音界不大,心律齐,心率82 次/min。腹部平坦,未见肠型及蠕动波,全腹部轻微压痛,无反跳痛,无振水音,未触及腹部肿块,肝、脾肋下未触及,墨菲征阴性,叩诊鼓音,移动性浊音阳性,肠鸣音不亢进,直肠指检未扪及异常。双下肢无水肿。神经生理反射正常,病理反射未引出。

红细胞$3.95×10^{12}$/L;血红蛋白111 g/L;白细胞$5.69×10^9$/L;血小板$130×10^9$/L;总胆红素6.1 μmol/L;直接胆红素2.8 μmol/L;总蛋白59 g/L;白蛋白35 g/L;前白蛋白0.14 g/L;谷丙转氨酶14 U/L;谷草转氨酶12 U/L;碱性磷酸酶63 U/L;尿素4.0 mmol/L;肌酐68 μmol/L;尿酸285 μmol/L;葡萄糖5.6 mmol/L;钠141 mmol/L;钾4.6 mmol/L;氯102 mmol/L;钙2.30 mmol/L;无机磷0.91 mmol/L;镁0.98 mmol/L;CD3+百分比75%;CD3+绝对值913;CD8+百分比27%;CD8+绝对值333;CD4+百分比46%;CD4+绝对值562;CD4+/CD8+比值1.69;C反应蛋白34.00 ng/L;荧光染色抗酸杆菌涂片阴性;分枝杆菌测序为阴性。

胸部CT:双肺结核,左上肺结核伴空洞形成。

腹部CT:末段回肠、回盲部及阑尾近端肠壁增厚伴强化,盆腔多发肿大淋巴结,不全性小肠梗阻。结合病史,考虑肠结核。肠镜:进镜至回肠末端,黏膜充血、水肿、增生、糜烂伴溃疡,回盲瓣可见,阑尾窝无法分辨,所见全结肠黏膜、充血、水肿,横结肠以上至回肠末端黏膜广泛水肿糜烂,增生,质脆易出血。

3. 入院诊断

肺结核,肠结核。

4. 治疗经过

患者入院后首先完善体格检查及相关的检验、辅助检查,本院胸部增强CT检查显示左上肺实变、边缘模糊的斑片影、磨玻璃密度影、空洞形成、支气管壁增厚上叶尖后段及下叶背段分布簇状小结节,符合活动性肺结核经支气管播散的CT表现。腹部增强CT检查显示腹腔小肠、结肠管壁肿胀增厚,以回盲部肿胀为主,腹腔脂肪间隙模糊,肠系膜及大网膜增厚、模糊,腹腔少量积液,提示肠结核、结核性腹膜炎可能。外院肠镜病理切片会诊结果提示:(回肠末端、横结肠)黏膜急慢性炎,抗酸杆菌阳性。因此,修正临床诊断为"肺结核活动期,肠结核,结核性腹膜炎"。明确诊断后即进行抗结核治疗,由于该患者是初治的肺结核患者,我们使用异烟肼+利福平+吡嗪酰胺+盐酸乙胺丁醇(HREZ方案),具体采用2HREZ/4HREZ方案,其疗程是6个月,前2个月是强化期治疗,后4个月为巩固期治疗,治疗药物是利福平、异烟肼、乙胺丁醇和吡嗪酰胺。

患者入院时存在明显腹痛、腹泻症状,伴发热,体检发现全腹有压痛,移动性浊音阳性,结核相关影像学检查,考虑存在肠结核、结核性腹膜炎、不全性肠梗阻,故先给予禁食、体液治疗。鉴于患者存在重度营养不良,近3个月内体重下降>10%,BMI 15.4 kg/m^2,入院后立即启动营养支持。考虑到患者目前腹痛、腹泻症状较明显,可能存在肠梗阻表现,在患者入院初我们给予全肠外营养,根据相应指南意见制定的能量目标量为146.50 kJ/(kg·d),蛋白质目标量为1.5 g/(kg·d),由于患者体重丢失明显,我们按照理想体重供给,患者的理想体重应该为163 - 105 = 58 kg。因此,患者热量目标量为146.50 kJ×58 = 8 497 kJ/d,蛋白质目标量为1.5×58 = 87 g/d,同时给予足量的维生素及微量元素,采用医院配置的全合一营养液方式供给。考虑到患者近期进食量明显不足,体重丢失明显,是再喂养综合征的高危人群,所以在启动肠外营养的最初机体分别给予1/4量和半量,同时监测水、体液平衡,钾、钠、钙、镁、磷等血电解质水平,预防再喂养综合征的发生。经过约1周治疗,患者腹痛、腹泻症状明显好转,体温恢复正常,此时给予流质、低渣、易消化的半流质食物。饮食摄入同时给予口服补充肠内营养,逐渐减少肠外营养用量。经过2周的治疗,患者腹痛及呕吐症状较前明显缓解,予以出院。嘱其出院后继续HREZ治疗,1~2个月后复查肠镜评估病情,3个月后复查痰找抗酸杆菌、痰结核分枝杆菌培养。

（四）机械性肠梗阻，病毒性肠炎，严重导管相关性感染

1. 病史简介

患者，男，75岁。因"腹痛伴呕吐、肛门停止排便排气3 d"入院。患者于3 d前，无明显诱因下出现腹痛，性质为绞痛、阵发性，主要位于中上腹部，伴有恶心，并呕吐5次，少许胃内容物，呕吐后症状稍好转，无发热、咳嗽、咳痰，肛门排气明显减少，未解大便，腹部CT检查提示肠梗阻，予胃肠减压、止痛、补液治疗，腹痛、腹胀无明显改善，遂至急诊就诊，诊断为"肠梗阻"，遂收住入院进一步治疗。患者既往有类似发作史2次，经保守治疗后均好转，本次发病以来，患者自觉症状较前加重，神志清，精神尚可，禁食中，睡眠不佳，未解大便，小便正常，近期体重无明显变化。

既往有痛风病史10年余，未正规服药治疗。否认肝炎、结核等传染病史。20年前因"阑尾炎"行阑尾切除手术，5年前因"胆囊炎"行胆囊切除术。

2. 体格检查及辅助检查

体温37.8 ℃，脉搏76次/min，呼吸16次/min，血压133/75 mmHg，身高166 cm，体重50 kg。神志清晰，营养中等，自主体位。全身皮肤无黄染，无肝掌、蜘蛛痣。全身浅表淋巴结无肿大，巩膜无黄染，口腔无特殊气味，胸廓无畸形，双肺叩诊清音，听诊呼吸音清。心前区无隆起，心界不大，心率76次/min，律齐。腹部平软，未见胃肠型及蠕动波，中上腹部散在压痛，无肌紧张及反跳痛，肝、脾肋下未触及，肝、肾区无叩击痛，肠鸣音亢进。肛门及生殖器无特殊，四肢、脊柱无畸形，活动自如，神经系统检查未见明显异常。

实验室检查：红细胞 $3.98×10^{12}$/L；血红蛋白 118 g/L；血细胞比容37.0%；血小板 $164×10^9$/L；白细胞计数 $5.17×10^9$/L；中性粒细胞82.5%；总胆红素 6.4 μmol/L；直接胆红素 3.2 μmol/L；总蛋白 45 g/L；白蛋白 28 g/L；谷丙转氨酶 14 U/L；谷草转氨酶 20 U/L；尿素 5.6 mmol/L；肌酐 91 μmol/L；尿酸 395 μmol/L；葡萄糖 5.0 mmol/L；钠 144 mmol/L；钾 4.5 mmol/L；氯113 mmol/L；降钙素原 0.57 ng/mL；高敏感C反应蛋白 73.9 mg/L。

腹部CT平扫：肠梗阻，请结合临床随访；肝及双肾囊肿，左肾小结石，乙状结肠壁局部可疑稍增厚。

3. 入院诊断

机械性肠梗阻。

4.治疗经过

患者入院后,予禁食、胃肠减压、积极的体液治疗。完善术前准备,急诊行剖腹探查术,术中发现腹腔广泛粘连,中等量淡黄色腹水,小肠广泛扩张,距离十二指肠悬韧带 100 cm 处小肠与右侧腹壁原切口下段形成粘连束带,压迫肠管,造成梗阻,肠管无坏死。探查远端回肠、升结肠、横结肠、降结肠及乙状结肠均未及肿块,无梗阻表现。术后给予常规体液治疗、抗生素预防感染,第 3 天胃肠减压量突然增加,引出 1 200 mL 消化液,复查腹部 CT 示:肠梗阻术后改变,部分小肠积液稍多,肝及双肾囊肿,左肾小结石,胸腹腔少量积液。第 4 天出现高热(40.5 ℃),伴有腹泻,腹泻为水样便,每日多达 12 次,总量约 1 530 mL/d,粪便检测显示肠道诺如病毒感染。予以抗感染、补液对症治疗,维持水、电解质和酸碱平衡,给予丙种球蛋白、肠外营养支持治疗。经过 1 周的积极治疗,腹泻症状逐渐减轻。术后第 10 天起,患者再次出现高热,超过 40 ℃,颈静脉置管穿刺口局部皮肤红肿,少量渗液,拔除颈静脉导管,行血培养和深静脉导管培养,均提示耐甲氧西林金黄色葡萄球菌(methicillin resistant staphylococcus aureus,MRSA)感染,根据药敏选择万古霉素+泰能抗感染治疗。随后,颈静脉穿刺点出现 4 cm×3 cm 的脓肿,予以切开引流,后患者体温逐渐下降。术后第 14 天起,患者突发右眼视力下降,眼科会诊,诊断为右眼眼内炎,行玻璃体抽吸术+玻璃体药物注射术,予以万古霉素、头孢他啶眼内注射,后视力逐渐好转。术后 19 d 患者出现咳嗽、咳痰增多,伴有胸闷、气促,体温再次升高到 39 ℃。考虑肺部感染可能,痰培养提示多重耐药金黄色葡萄球菌感染,胸部 CT 检查提示:双肺炎症伴左上肺空洞形成,考虑金黄色葡萄球菌致肺部感染。根据药敏结果,调整抗生素为利奈唑胺+达托霉素,肺部感染逐渐控制,腹泻次数明显减少,体温趋于正常,开始经口进食流质,口服补充肠内营养,逐渐减少肠外营养及静脉补液。复查血培养阴性,白细胞及中性粒细胞百分比正常,于术后第 30 天,患者康复出院,出院时体重较入院时下降 6 kg,出院后继续家庭肠内营养支持,嘱患者按照我们制订的计划给予口服肠内营养补充。

5.讨论分析

本病例为典型的外科术后并发多重严重感染的病例,病情重、病情复杂、病程长,整个治疗过程分为 3 个治疗阶段:①肠梗阻的诊断及手术治疗。②病毒性腹泻的发生、诊断及治疗转归。③深静脉导管 MRSA 感染的识别和治疗。

该患者急诊入院,入院时 BMI 为 18.1 kg/m²,住院期间经过急诊手术创伤,多次严重感染,住院时间长,机体代谢变化大。因此,在原发病处置、抗感染治疗的同时,必须给予合理的营养支持。第一阶段:患者肠梗阻手术后肠功能尚未恢复,患者胃肠减压量大,随后即出现严重的诸如病毒感染,肠壁水肿明显,肠道功能严重障碍,表现为严重腹泻,水、电解质紊乱,严重低蛋白血症,此时存在肠内营养禁忌情况,除体液治疗外采用全肠外营养支持。第二阶段:随着肠道病毒感染情况好转,腹泻次数明显减少,体液平衡控制良好,营养治疗方案改为肠内营养治疗+补充性肠外营养治疗。第三阶段:出现 MRSA 感染,拔除静脉导管,营养支持方式以肠内营养为主,口服营养补充(oral nutritional supplement,ONS)及外周静脉适当液体补充。随着感染病情好转,逐步增加经口进食量,再辅助 ONS。第四阶段:患者出院后行家庭肠内营养计划,在正常进食的同时,每天给予 2 511.51 kJ 的 ONS。

(五)主动脉瘤术后血流感染合并消化道大出血

1.病史简介

患者,男,42 岁,浙江人,职员,间歇性发热 1 个月。患者于 1 个月前开始出现发热,不伴畏寒、寒战,体温最高 38 ℃,自认为感冒,开始在当地医院治疗,具体方案不详。其间发热间隔期缩短,由 3 d 1 次发热,变为 1 d 2 次发热。近 1 周伴畏寒、寒战,最高体温 39 ℃。每次使用布洛芬退热,体温可恢复正常,无其他明显不适;遂来医院就诊。血常规示白细胞 12.84×10⁹/L,血红蛋白 126 g/L,C 反应蛋白 42.19 mg/L;尿常规示隐血阳性,白蛋白29.8 g/L,降钙素原 6.71 ng/mL;自身免疫抗体阴性;HBsAg 阳性;HBV-DNA 1.06×10⁸ IU/mL;未找到疟原虫。CT 示右肺中叶及左肺下叶纤维灶,左肾小结石;主动脉术后改变。使用"莫西沙星、头孢唑肟"等治疗,体温正常后仍有反复。入院前门诊予以服用法罗培南,患者体温控制可。为进一步明确发热原因,收住入院。患者自患病以来精神好,胃纳可,睡眠佳,大小便正常,体重下降 4 kg。

既往史:既往有高血压病史 1 年,最高血压 150/90 mmHg,目前应用硝苯地平片 30 mg,每天 1 次,口服控制血压,维持在 120/70 mmHg。有乙型肝炎病史多年,未治疗。否认结核史。

手术史:因主动脉瘤行主动脉支架植入术。

其余病史无特殊。

2.体格检查及辅助检查

体温 36.7 ℃,脉搏 90 次/min,呼吸 20 次/min,血压 119/71 mmHg,身高 178 cm,体重 81 kg。神志清楚,发育正常,营养好,回答切题,自动体位,查体合作,步入病房,全身皮肤黏膜未见异常,无肝掌,全身浅表淋巴结无肿大。未见皮下出血点,未见皮疹。头颅无畸形,眼睑正常,睑结膜未见异常,巩膜无黄染。双侧瞳孔等大等圆,对光反射灵敏,耳郭无畸形,外耳道无异常分泌物,无乳突压痛。外鼻无畸形,鼻通气良好,鼻中隔无偏曲,鼻翼无扇动,两侧鼻旁窦区无压痛,口唇无发绀。双腮腺区无肿大,颈软,无抵抗,颈静脉无怒张,气管居中,甲状腺无肿大。胸廓对称无畸形,胸骨无压痛;双肺呼吸音清晰,未闻及干、湿性啰音。心率 90 次/min,律齐;腹平坦,腹壁软,全腹无压痛,无肌紧张及反跳痛,肝、脾肋下未触及,肝、肾区无叩击痛,肠鸣音 5 次/min。肛门及外生殖器未见异常,脊柱、四肢无畸形,关节无红肿,无杵状指(趾),双下肢无水肿。肌力正常,肌张力正常。生理反射正常,病理反射未引出。

血常规:白细胞 7.18×10^9/L,中性粒细胞 70.6%,红细胞 3.86×10^{12}/L,血红蛋白 112 g/L,血小板计数 125×10^9/L。尿常规正常。粪便常规隐血阳性(+)。铁蛋白 715.50 ng/mL,红细胞沉降率 38 mm/h,降钙素原 4.99 ng/mL,C 反应蛋白 61.50 mg/L。

肝功能、肾功能、电解质、凝血功能、心肌酶谱、血糖、血脂正常。肿瘤标志物基本正常。甲状腺激素正常。呼吸道病原体 IgM 抗体九联检测均阴性。

丙肝病毒抗体阴性。G 试验、GM 试验、隐球菌、T-SPOT、呼吸道病原体抗炎未见明显异常。HIV 抗体检测、TPPA+RPR 阴性。自身免疫抗体阴性。

乙型肝炎病毒表面抗原(A):>250.00 IU/mL(+)。乙型肝炎病毒表面抗体(A):0.1(-)IU/L。乙型肝炎病毒核心抗体(A):9.3(+)s/co。乙型肝炎病毒核心 IgM 抗体(A):1.1(+)s/co。乙型肝炎病毒 e 抗原(A):667.39(+)s/co。乙型肝炎病毒 e 抗体(A):41.6(-)s/co。

头颅 CT、下腹部 CT 平扫未见异常。上腹部平扫示脾大,左肾多发结石可能。

3.入院诊断

主动脉食管瘘。

4.治疗经过

患者为中年男性,间歇性发热 1 个月余,伴畏寒、寒战,抗感染治疗似乎有效但不持久。既往因主动脉瘤有主动脉支架植入术病史,考虑感染性发热可能。入院后积极寻找病原学依据,反复抽取血培养。患者入院第 3 天,血培养示缓症链球菌(草绿色链球菌),万古霉素、利奈唑胺敏感。追问病史,患者 1 个月前曾有牙髓根管治疗。考虑牙源性感染为入侵途径,导致缓症链球菌的血流感染。依据药物敏感试验结果,经万古霉素抗感染治疗后,患者体温高峰有所下降,C 反应蛋白、降钙素原有所改善。但后期体温又出现波动升高,出现寒战。监测万古霉素谷值,其血药浓度低于正常。患者体温高达 39.7 ℃时,调整抗感染方案,停用万古霉素,改用达托霉素注射液,每天 500 mg,静脉滴注。完善心脏彩超、头部 MRI 检查。患者体温控制在 38 ℃以下,然而 5 d 后患者体温再次升高,最高体温可达 38.8 ℃。鉴于此前检测万古霉素谷浓度低下,改用万古霉素 1.0 g,每 8 h 1 次,次日下午 2 点患者再次出现高热、寒战,体温 41.3 ℃,并突发意识障碍,呼唤反应迟钝,自主睁眼,双眼可向左侧视,未能配合向右侧视,双瞳等大,3 mm,对光反射存在,鼻唇沟对称,伸舌不能配合,颈抵抗,四肢抽动,肌张力高。血压 140/113 mmHg,脉搏 170 次/min,呼吸 50 次/min,氧饱和度 95%。下午 3:26 患者出现呕血 300 mL,为鲜红色。尚不明确患者突发意识障碍和出血原因,予以急诊 CT 及 CTA 检查。检查过程中患者呕大量鲜血约 1 000 mL,遂转至 ICU 予气管插管,胃肠减压引流,并继续万古霉素+美罗培南抗感染,去甲肾上腺素升压,生长抑素、巴曲酶止血及补液、护胃等治疗,后生命体征平稳转至外院行手术治疗。

5.讨论分析

患者曾因升主动脉瘤行支架植入术,术后因牙源性感染入侵血流,继而迁徙至支架处形成继发性感染灶,形成压迫性坏死及支架感染,导致食管瘘的发生,从而引起上消化道大出血。植入物感染所致主动脉消化道瘘的治疗包括静脉给予抗生素和紧急手术干预,表现为上消化道出血的主动脉消化道瘘患者若不治疗,病死率接近 100%。标准的手术方法是移除感染的植入物并行解剖外旁路术。

临床医生在诊断血流感染时,应注意寻找可能的原发感染源和迁徙感染灶,及时处理原发感染灶和迁徙感染灶是血流感染治疗成功的前提与基础。本例患者有主动脉瘤行支架植入术的高危因素,在血流感染控制不良时,很容易想到植入物感染导致,清除感染灶是抗感染的基石,在内科治疗不佳时,外科手术治疗尤为重要。但此患者治疗过程一波三折,又出现了上消化道大出血,虽有未经治疗的慢性乙肝可能导致肝硬化、食管胃底静脉曲张破裂等因素的干扰,但临床医生仍保持了高度的警觉性,最终诊断为主动脉食管瘘。对所有出现大量或反复上消化道出血,且有胸主动脉瘤或腹主动脉瘤病史,或人工血管植入史的患者,均应考虑主动脉消化道瘘,这应该是此病例给我们的最大警示。

参考文献

[1]樊绮诗,钱士匀. 临床检验仪器与技术[M]. 北京:人民卫生出版社,2015.

[2]方会龙,陈福春,杨志英. 医学微生物实验学[M]. 长沙:湖南科学技术出版社,2019.

[3]高原叶. 实用临床检验医学[M]. 长春:吉林科学技术出版社,2019.

[4]胡丽华,陈万新. 临床血液细胞形态学图谱[M]. 北京:人民卫生出版社,2020.

[5]胡文辉. 实用临床检验学[M]. 昆明:云南科技出版社,2018.

[6]胡旭. 新编临床检验医学[M]. 长春:吉林科学技术出版社,2019.

[7]黄友光. 现代临床检验医学与实践[M]. 乌鲁木齐:新疆人民卫生出版社,2020.

[8]李健美. 最新医学检验技术[M]. 天津:天津科学技术出版社,2017.

[9]刘爱民. 实用临床检验诊断学[M]. 长春:吉林科学技术出版社,2018.

[10]刘玲. 当代临床检验医学与检验技术[M]. 长春:吉林科学技术出版社,2020.

[11]伦永志. 现代医学检验进展[M]. 厦门:厦门大学出版社,2018.

[12]隋振国. 医学检验技术与临床应用[M]. 北京:中国纺织出版社,2019.

[13]孙巽华,董进郎,龙进. 现代药物学与医学检验[M]. 昆明:云南科技出版社,2018.

[14]王亚军,熊军,许敬钗. 临床医学检验技术分析[M]. 南昌:江西科学技术出版社,2018.

[15]王志强. 临床检验医学基础与进展[M]. 昆明:云南科技出版社,2018.

[16]吴佳学,彭裕红. 临床检验仪器[M]. 北京:人民卫生出版社,2019.

[17]于涛. 临床检验实用指南[M]. 石家庄:河北科学技术出版社,2015.

[18]张纪云,龚道元. 临床检验基础[M]. 北京:人民卫生出版社,2020.

[19]张瑾,田虎荣,胡艳军. 化验单速查手册[M]. 北京:人民卫生出版

社,2018.

[20]张新春.临床检验技术与临床应用[M].上海:上海交通大学出版
社,2018.

[20]董艳.实用临床检验学[M].西安:陕西科学技术出版社,2021.

[21]胡志坚,余蓉,龚道元.医学检验仪器学实验指导[M].武汉:华中科技
大学出版社,2021.

[22]李明洁.实用临床检验[M].沈阳:沈阳出版社,2020.

[23]李萍,李树平.临床检验基础实验指导[M].武汉:华中科技大学出版
社,2020.

[24]李向红,曹蕾,李虎虎,等.医学检验项目选择与临床应用[M].哈尔滨:
黑龙江科学技术出版社,2022.

[25]马素莲.临床检验与诊断[M].沈阳:沈阳出版社,2020.

[26]王秀玲,马丽芳,李英,等.现代医学检验与临床诊疗[M].北京:科学技
术文献出版社,2021.

[27]王宇,王玉芳,王卓童,等.实用医学检验技术与疾病诊断[M].哈尔滨:
黑龙江科学技术出版社,2022.

[28]朱光泽.实用检验新技术[M].北京:中国纺织出版社,2021.